Service-Telefon 0130 - 86 34 48

Rufen Sie uns an, wenn Sie Fragen zum Einsortieren der Folgelieferung haben, wenn Ihnen Folgelieferungen fehlen, oder wenn Ihr Werk unvollständig ist.
Wir helfen Ihnen schnell weiter!

Der Inhalt dieser Folgelieferung

Titel des Beitrags	aktualisiert	neu, bzw. erweitert	Seiten
Aktuelles		X	28
Spezielle Forschungsprobleme Teil 3: Kasuistiken		X	12
Plazeboproblem		X	19
Gutachten zum Stand des Nachweises der Wirksamkeit von Kohlendioxidbädern		X	14
Nieder- und Mittelfrequenztherapie Teil 1: Elektrostimulation bei Schmerzen Teil 2: TENS		X X	18 7
Ultraschalltherapie Gutachten zum Stand des Nachweises der Wirksamkeit einer Ultraschalltherapie		X X	16 9
Gutachten zum Stand des Nachweises der Wirksamkeit von Akupunktur bei Migräne	X		15
Diverse Verzeichnisse	X		23
Gesamt			161

Vorgesehener Seitenpreis (inkl. 7 % MwSt.): ca. DM 0,52
Diese Folgelieferung: Preis DM 83,–; Seiten: 161; tatsächlicher Seitenpreis
(inkl. 7 % MwSt.): DM 0,52

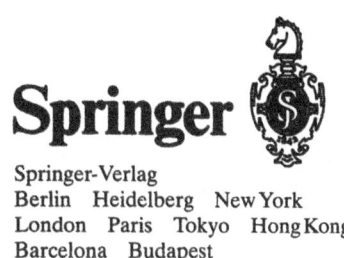

Springer-Verlag
Berlin Heidelberg New York
London Paris Tokyo Hong Kong
Barcelona Budapest

Begleitschein März 1997

Sehr geehrte Abonnentin,
sehr geehrter Abonnent,

beiliegend erhalten Sie die neue Folgelieferung
zu Ihrem SpringerLoseblattSystem **Naturheilverfahren.**

Mit dieser Folgelieferung ist die Aufnahmekapazität der
beiden ersten Ordner erschöpft. Deshalb erhalten Sie
mit der nächsten Folgelieferung - sie erscheint Anfang
August 1997 - einen dritten Ordner zum Selbstkostenpreis.

Wir wünschen Ihnen eine anregende Lektüre.

Herausgeber
Verlag
Redaktionsteam

Aktuelles

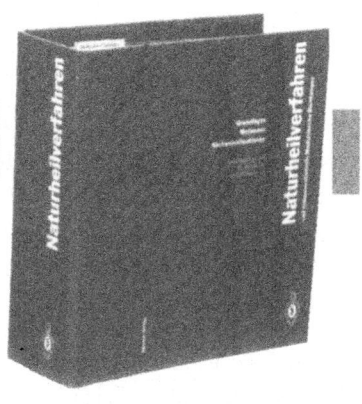

Überblick über wichtige Nachrichten der letzten vier Monate für Abonnenten des SpringerLoseblattSystems »Naturheilverfahren« bis März 1997.

ANDRÉ-MICHAEL BEER, SUSANNE KAMMERER, KARIN SCHICK, FRANK STEBNER, LUTZ WESEL

INHALT: GESUNDHEITSPOLITIK • SPECIAL •AUS DER FORSCHUNG • KONGRESSE • MITTEILUNGEN • PERSONALIEN • AUSSCHREIBUNGEN • TERMINE

Editorial

In Zeiten von Budgetüberschreitungen wird häufig die Frage der Verordnungsfähigkeit – gerade auch – naturheilkundlicher Arzneimittel in der gesetzlichen Krankenversicherung diskutiert. Bei den Vertragsärzten besteht bisweilen Verunsicherung darüber, was sie verordnen dürfen bzw. sollten.

Die Verordnungsfähigkeit naturheilkundlicher Arzneimittel zu Lasten von Krankenkassen bestimmt sich nach dem Gesetz. Der Patient hat nach § 31 Abs. 1 Sozialgesetzbuch – Fünftes Buch (SGB V) Anspruch auf Versorgung mit Arzneimitteln, soweit sie nicht ausgeschlossen sind. Arzneimittel der besonderen Therapierichtungen sind gleichberechtigt mit Arz-

Können Arzneimittel der besonderen Therapierichtungen (noch) mit Kassenrezept verordnet werden?

neimitteln aller anderen Therapierichtungen und stehen sogar unter dem besonderen Schutz des Gesetzes.

Der Gesetzgeber stellt fest, daß die Arzneimittel der besonderen Therapierichtungen (ausdrücklich, aber nicht enumerativ erwähnt werden homöopathische, phytotherapeutische und anthroposophische Arzneimittel) nicht ausgeschlossen sind und bei der Beurteilung ihrer Wirksamkeit ihrer besonderen Wirkungsweise Rechnung zu tragen ist (§§ 2 Abs. 1, 34 Abs. 2 SGB V). Dies ergibt sich auch aus Nr. 13 der Arzneimittelrichtlinien des Bundesausschusses der Ärzte und Krankenkassen.

Bei der Verordnung von Arzneimitteln der besonderen Therapierichtungen muß der Vertragsarzt die »Negativliste« und das Wirtschaftlichkeitsgebot genauso beachten wie bei allen anderen Arzneimitteln. Es dürfen nur wirksame Arzneimittel verordnet werden. Die Wirksamkeit von Arzneimitteln der besonderen Therapierichtungen kann durch klinische Studien, aber auch durch anderes wissenschaftliches Erkenntnismaterial (z.B. Monographien der beim Bundesinstitut für Arzneimittel und Medizinprodukte eingerichteten Sachverständigen-Kommissionen für die besonderen Therapierichtungen) nachgewiesen werden.

Das Wirtschaftlichkeitsgebot wird konkretisiert durch die Arzneimittelrichtlinien des Bundesausschusses der Ärzte und Krankenkassen. Diese Richtlinien sind vom Vertragsarzt grundsätzlich zu beachten; nur im begründeten Einzelfall kann er von ihnen abweichen (Urteil des Bundessozialgerichts vom 05.05.1988, Az: 6 RKa 27/87 = SozR 2200 § 368 p Nr. 2). Bei der Verordnung von Arzneimitteln der besonderen Therapierichtungen sind die Arzneimittelrichtlinien grundsätzlich kein Problem! Dies gilt auch für Ziffer 17.2., wonach z.B. vor der Verordnung von Immunstimulantien nichtmedikamentöse Maßnahmen (z.B. Lebensführung, körperliches Training) erfolglos angewendet sein müssen. Dies ist z.B. dann der Fall, wenn »Hausmittel erfolglos angewendet« worden sind. Der Vertragsarzt muß dies dokumentieren, um bei einer Wirtschaftlichkeitsprüfung gegebenenfalls die Verordnung rechtfertigen zu können.

Soweit die Rechtslage. Sollte der Vertragsarzt in Zeiten der »dramatischen Überschreitung des Arzneimittelbudgets« (Rundschreiben KV Hessen Oktober 1996) auf die Verordnung von Arzneimitteln der besonderen Therapierichtungen verzichten? Sicherlich nicht! Abgesehen vom Anspruch des Patienten auf Versorgung mit diesen Arzneimitteln ist auch aus Verfahren der Wirtschaftlichkeitsprüfung vor Prüfungsausschüssen bekannt, daß diejenigen Vertragsärzte, die vermehrt solche Arzneimittel verordnen, in ihrem Arzneimittelschnitt im Vergleich zur Gruppe erheblich niedriger liegen. Damit können erhöhte Kosten in anderen Bereichen »kompensiert« werden.

1995 ist bundesweit das festgelegte Arzneimittelbudget um 1,8 Milliarden DM unterschritten worden. Nach gesetzlicher Vorgabe ist aber das Arzneimittelbudget bei den einzelnen Kassenärztlichen Vereinigungen maßgebend. Dieses hat jedoch bei verschiedenen KVen schon 1995 und erst recht

1996 nicht ausgereicht. Von der Kassenärztlichen Bundesvereinigung und den Kassenärztlichen Vereinigungen werden deshalb »Maßnahmenpakete zu Einsparungen im Arzneimittelbereich« empfohlen.

Zunächst bestehen erhebliche rechtliche Zweifel an der juristischen Durchsetzbarkeit von Regressen aufgrund von Budgetüberschreitungen. Fraglich ist schon die Feststellung der Budgets bei den einzelnen Kassenärztlichen Vereinigungen nach der sogenannten »Fallwertmethode«. Im übrigen dürfte es große Schwierigkeiten bei der arztbezogenen Verteilung von Regressen geben und ein Abzug von den Gesamtvergütungen als nicht verfassungsgemäß einzustufen sein. Wenn Vertragsärzte Einsparungen im Arzneimittelbereich durch die Verordnung von Arzneimitteln der besonderen Therapierichtungen erzielen, wird es einer rechtlichen Überprüfung nicht standhalten, wenn sie für die Überschreitung des Arzneimittelbudgets mit haftbar gemacht werden. Das Problem liegt mithin weniger im rechtlichen Bereich, als vielmehr in der erheblichen Verunsicherung der Vertragsärzte.

Die »Maßnahmenpakete« empfehlen drastische Verordnungseinschränkungen bei »umstrittenen Arzneimitteln«. Dabei wird auf das Buch »Arzneiverordnungs-Report 1996« des Wissenschaftlichen Institutes der Ortskrankenkassen Bezug genommen. Der Begriff »umstrittene Arzneimittel« ist weder arzneimittelrechtlich noch innerhalb des Rechts der gesetzlichen Krankenversicherung definiert. Er ist außerhalb Deutschlands unbekannt und gibt eine private Auffassung der Verfasser des Arzneiverordnungs-Reports wieder. Es gibt auch keine wissenschaftlich eindeutigen Bewertungskriterien für »umstrittene Arzneimittel«. Schaut man sich den Katalog der »umstrittenen« Arzneimittel an, finden sich dort gehäuft Arzneimittel der besonderen Therapierichtungen, die vielfach zu den bewährten Therapiekonzepten der Hausärzte gehören. Die Wirksamkeit von Arzneimitteln der besonderen Therapierichtungen ist oft in vielerlei Hinsicht nachgewiesen (z. B. Nootropika mit dem arzneilich wirksamen Bestandteil Ginkgo biloba).

Patienten haben Anspruch auf Versorgung mit Arzneimitteln der besonderen Therapierichtungen und wollen diese als risikoarme Alternative auch verordnet erhalten. Sie werden ihre Ansprüche durchzusetzen wissen, und sei es durch »Abstimmung mit den Füßen«, also Wechsel des Kassenarztes (Vertragsarztes). Die Empfehlungen der Kassenärztlichen Bundesvereinigung und der Kassenärztlichen Verei-

nigungen halten einer medizinisch-
wissenschaftlichen und rechtlichen
Überprüfung nicht Stand. Sie sind teilweise geradezu abenteuerlich gefähr-
lich, wenn z.B. Vertragsärzten empfohlen wird, »umstrittene Arzneimittel« nur noch per Privatrezept zu verordnen. Der Vertragsarzt muß diese
Präparate aber nach Kassenarztrecht
den Versicherten als Sachleistung zur
Verfügung stellen. Tut er dies nicht,
verstößt er gegen die vertragsärztlichen
Bestimmungen, so daß die Kassenärztliche Vereinigung ein Disziplinarver-
fahren gegen ihn einleiten müßte.

Man darf gespannt sein, wie sich
Sozialgerichte dieser Situation annehmen und wie sich die Aufsichtsbehör-
den verhalten werden. Vertragsärzte
sollten jedenfalls gelassen sein und mit
den Patienten gemeinsam eine ver-
nünftige Arzneimittelversorgung
durchsetzen.

Dr. jur. FRANK A. STEBNER,
Rechtsanwalt in Salzgitter und
Justitiar des Zentralverbandes
der Ärzte für Naturheilverfahren

Gesundheitspolitik

Gründung einer Arbeitsgemeinschaft klinischer Abteilungen und Kliniken mit einem naturheilkundlichen Schwerpunkt

Im Rahmen der aktuellen Sparpolitik in
der gesundheitlichen Versorgung werden gelegentlich auch die – insgesamt
preiswürdigen – Naturheilverfahren kritisch gewertet. Klinische Einrichtungen
erfahren zunehmend Restriktionen und
negative Beurteilungen durch die medizinischen Dienste einzelner Krankenversicherungen. Gelegentlich werden Argu-
mente vorgetragen, nach denen Abtei-
lungen und Häuser mit einer gut eingerichteten und gut funktionierenden

Physikalischen Therapie nicht mehr als
übliche Kliniken im Sinne der Regelver-
sorgung gewertet werden sollen. Diese
Verhältnisse waren Anlaß zu einem Zu-
sammenschluß von Chefärzten und Ver-
waltungsleitern aus zehn betroffenen
Einrichtungen anläßlich eines Treffens
am 18.01.1997 in Berlin.

Nach einem Austausch allgemeiner
Problematiken und spezieller Erfahrungen wurden die Möglichkeiten und das
spezielle Angebot der Naturheilkunde an
die gesundheitliche Versorgung noch
einmal zusammengefaßt. Die einzelnen
Teilnehmer empfanden sich als Vertre-
ter einer seriösen, wissenschaftlich und
empirisch gut begründeten Therapie
(sog. Schulmedizin) mit zusätzlichen

Kenntnissen und einem zusätzlichen Einsatz bewährter Methoden aus der Naturheilkunde.

Die gute Wirksamkeit von Naturheilverfahren ist ausreichend belegt. Vor allem sind inzwischen auch wissenschaftliche Grundlagen zur Begründung und zu einem guten theoretischen Verständnis von den speziellen Methoden erarbeitet worden.

Häufig bietet Naturheilkunde neue Interpretationen einer Erkrankung (Pathogenese, Pathophysiologie, Pathologie), aus dieser werden neue Ansätze zu einer rationalen und vernünftigen Therapie abgeleitet. Damit kommen oft langwierige Patientenkarrieren zu einer guten Lösung.

Eine besondere Stärke liegt in den psychischen Wirkungen von Naturheilverfahren und in der Tatsache einer Selbstbefähigung des Patienten (»Empowerment«) zu einer eigenständigen Therapie und einer ichhaften Bewältigung einer Erkrankung. Sie sind sehr viel höher einzuordnen als ein übliches Plazebo. Eine Verbesserung des allgemeinen Lebensgefühls und der Befindlichkeit sind von einer hervorragenden Bedeutung auch für den Verlauf ernster und ernstester somatischer Erkrankungen.

Theoretische und praktische Angebote der Naturheilkunde entsprechen weitgehend den modernen Forderungen an die gesundheitliche Versorgung. Mit der modernen epidemiologischen Entwicklung (sog. Alterspyramide, zunehmend chronische, der üblichen Pharmakotherapie teilweise schwer zugängliche Erkrankungen) nehmen die Indikationen für Naturheilverfahren weiterhin zu. Neben einem kurativen Angebot bieten sie vor allem auch Möglichkeiten zur Prävention und zur Rehabilitation.

Insofern haben gut geführte klinische Einrichtungen Modellcharakter. Sie dienen einem allgemeinen Erfahrungsgewinn mit einem potentiell großen Nutzen für das öffentliche Gesundheitssystem. Entsprechende Bedürfnisse in der Bevölkerung sind durch zahlreiche demoskopische Studien gut belegt.

Die Arbeitsgemeinschaft will sich gegenüber der Öffentlichkeit geschlossen darstellen und für die von ihr vertretene Medizin gemeinsam argumentieren. Dabei fordert sie eine öffentliche Unterstützung zu einer wissenschaftlichen Dokumentation ihrer Behandlungsergebnisse im Sinne einer Qualitätskontrolle.

Staatlich geförderte Modellklinik

In der *Klinik Blankenstein* eröffnete im Januar diesen Jahres die erste Krankenhausabteilung für Naturheilverfahren in Nordrhein-Westfalen ihre Pforten. Chefarzt der neuen 60-Betten-Abteilung, die unter Trägerschaft einer gemeinnützigen GmbH steht und als Modellklinik von der Landesregierung gefördert wird, ist der 38jährige Dr.

Christian Hentschel. Das von ihm ausgearbeitete Konzept baut auf folgenden Grundsteinen auf:

- Schwerpunkt der Behandlung sind die klassischen Naturheilverfahren. Wenige andere Methoden wie die Akupunktur, die jedoch auch als empirisch abgesichert gelten, erweitern das Therapieangebot.
- Eine zentrale Rolle spielt die Ernährungstherapie. Für jeden Patienten wird ein individuelles Ernährungsprogramm erarbeitet, ausgerichtet an einer Vollwerternährung unter Berücksichtigung eines ausreichenden Angebotes an Frischkost. Um eine Fortführung nach der Entlassung zu gewährleisten, werden Kurse für die Zubereitung von schmackhaften gesunden Mahlzeiten angeboten.
- Bewegungstherapie stellt einen weiteren Schwerpunkt dar. Für gehfähige Patienten stehen auch Wanderungen in der umgebenden waldreichen Mittelgebirgslandschaft auf dem Programm.
- Die Physikalische Therapie umfaßt Massagen, Bäder und andere Wasser-Anwendungen, Inhalationen und Wärme-Kälte-Applikationen; in Ergänzung dazu werden Entspannungstherapien eingesetzt.
- Behandelt werden nur stationäre Patienten, die von einem niedergelassenen Arzt (meist dem Hausarzt) eingewiesen werden. Die Kosten werden von den Krankenkassen übernommen. Zur Erleichterung der Zusammenarbeit mit den Hausärzten wird bei der Verordnung von Medikamenten darauf geachtet, daß es sich um anerkannte, erstattungsfähige Medikamente handelt, die problemlos von den Praxen verschrieben werden können.
- Die Naturheilverfahren stehen auch den Patienten der übrigen Klinik-Abteilungen (Innere Medizin, Chirurgie, Anästhesie und Schmerzmedizin) zur Verfügung.

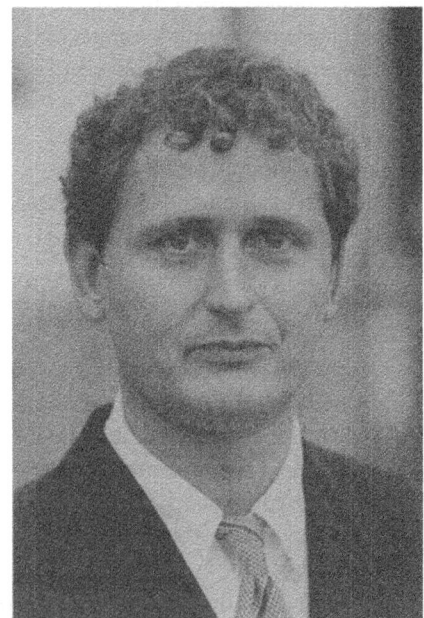

Abb. 1: *Dr. med. Christian Hentschel, Chefarzt der Modellklinik Naturheilkunde für Nordrhein-Westfalen*

- Eine aktive Teilnahme und die Bereitschaft zu eventuell notwendigen Verhaltensänderungen wird von Seiten des Patienten erwartet.
- Als Erkrankungen, die sich für eine stationäre naturheilkundliche Behandlung eignen, werden vor allem angesehen: Allergologische Erkrankungen, chronische oder rezidivierende Erkrankungen der Atemwege und des Magen-Darm-Trakts, Herz-Kreislauferkrankungen, chronische gynäkologische Erkrankungen, Muskel- und Gelenkrheumatismus, Stoffwechselerkrankungen (insbesondere das metabolische Syndrom), adjuvante Therapie bei malignen Erkrankungen sowie chronische Schmerzzustände.

Der Modellcharakter besteht in einer wissenschaflichen Begleitung, die zum Ziel hat, die Wirksamkeit der Behandlungsmethoden über einen Zeitraum von fünf Jahren hin zu überprüfen und festzustellen, ob somit die Budgets der Krankenkassen auf Dauer entlastet werden können.

Anschrift:
Klinik Blankenstein,
Modellklinik Naturheilkunde
für Nordrhein-Westfalen
Im Vogelsang 5–11
45527 Hattingen
Tel. 02324/3960

Heilmittelausgaben
Die Heilmittelausgaben der Gesetzlichen Krankenkassen dienen der Finanzierung

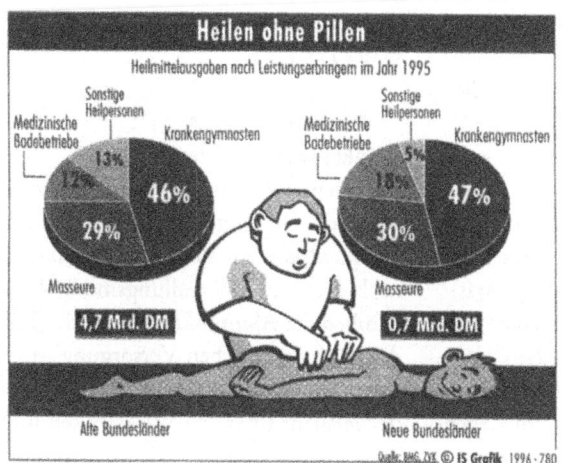

Abb. 2: *Heilmittelausgaben der Gesetzlichen Krankenkassen 1995*

der physikalischen Therapie, in erster Linie in Form der Krankengymnastik, der Massage und der medizinischen Bäder. Alle in diesem Bereich angesprochenen Berufsgruppen werden nur aufgrund ärztlicher Verordnung tätig.

Nachdem Bundesgesundheitsminister Seehofer jedem Arzt ein Heilmittelbudget verordnet hat, läßt die Überweisung von Patienten an Heilgymnasten und Masseure empfindlich nach. Schon wird die Einstellung vieler Praxen dieser selbständigen freien Berufe befürchtet.

Homöopathen im Streit mit kassenärztlicher Bundesvereinigung

Der Deutsche Zentralverband Homöopathischer Ärzte e.V. (DZVhÄ) warf der kassenärztlichen Bundesvereinigung vor, daß homöopathisch arbeitende Ärzte von der Budgetierung der Gesprächsleistungen besonders hart betroffen seien. Denn bei Erstaufnahme nimmt die homöopathische Anamnese 90 Minuten, bei Folgebehandlung 30 Minuten in Anspruch. Damit fällt ein deutlich höherer Zeitaufwand für das ärztliche Gespräch an, als er in herkömmlichen Praxen notwendig ist. Um eine den übrigen Arztgruppen adäquate Bezahlung zu erreichen, müßten die Homöopathen pro Patient und Quartal 180 DM erhalten, so die Ansicht des Verbands. Im Gegensatz dazu beharrt die kassenärztliche Bundesvereinigung darauf, daß homöo-

pathische Gesprächsleistungen im Rahmen der EBM schon jetzt vom Vertragsarzt in ausreichender Form abgerechnet werden können.

Dazu meinte Sieglinde Schulz, Vorsitzende des DZVhÄ, die qualifizierte Homöopathie werde »auf kalte Art« aus der vertraglichen Versorgung ausgegrenzt. Der Umsatz in vielen der 1.600 homöopathisch ausgerichteten Praxen sei um die Hälfte gefallen. Als Antwort darauf sind viele Homöopathen jetzt dazu übergegangen, die Patienten für die aufwendigen Gesprächsleistungen privat in Anlehnung an die privatärztliche Gebührenordnung zur Kasse zu bitten. Dies kann für die Ärzte bittere Folgen haben: Vertragsärzten, die privat liquidieren, drohen Disziplinarmaßnahmen, gerichtliche Schritte und im Extremfall sogar der Entzug der Kassenzulassung, so der DZVhÄ.

Modellversuch zur Akupunktur gestartet

In Baden-Württemberg wurde erstmalig zwischen den Ärztevertretern und einer Krankenkasse ein Vertrag abgeschlossen, nach dem eine Behandlungsmethode, nämlich die Akupunktur, die nicht Teil der vertragsärztlichen Versorgung ist, abgerechnet werden kann. Ziel des Modellversuchs ist es, die Wirksamkeit und Wirtschaftlichkeit der Akupunktur bei bestimmten Indikationen im Vergleich zu schulmedizinischen Behandlungsmethoden zu evaluieren. Vertragspartner sind die Innungskrankenkasse (IKK) Baden-Württemberg und die Kassenärztlichen Vereinigungen Südbaden, Südwürttemberg und Nordbaden. Da mit der KV Nordwürttemberg kein Vertrag zustande gekommen ist, arbeitet die IKK dort mit Akupunkturgesellschaften zusammen. Der Modellversuch erstreckt sich über fünf Jahre und erhält wissenschaftliche Schützenhilfe von der Universität Freiburg.

Derzeit nehmen 150 Vertragsärzte mit der Zusatzausbildung Akupunktur teil, die Voraussetzungen von 270 weiteren Vertragsärzten werden von einer gemeinsamen Kommission der drei Kassenärztlichen Vereinigungen überprüft, die so für die Qualität der Akupunkturbehandlung bürgen.

Akupunkturbehandlungen werden einfach über die Kasse abgerechnet
Die Vertragsärzte rechnen die Akupunkturbehandlungen im Rahmen des Modellversuchs direkt mit der jeweiligen KV ab. Bezüglich der Häufigkeit der Indikationen stehen die Beschwerden Kopfschmerzen, Migräne, Asthma sowie Erkrankungen der Muskulatur und Knochen im Vordergrund. Auch für die Patienten hat das Modell Vorteile: Die 700.000 bei der IKK-Versicherten erhalten Akupunkturbehandlungen über die Versichertenkarte, sie müssen also keinen Antrag auf Kostenerstattung mehr stellen, wie dies früher der Fall war.

Interessierte können die Adressen der beteiligten Akupunkturärzte bei den Regionaldirektionen der IKK und KVen erfragen. Von allen Patienten, die im Verlauf eines Jahre den Vertragsarzt aufsuchen, werden Beschwerden, Diagnosen und der Behandlungsverlauf dokumentiert, die Follow-up-Periode beträgt vier Jahre, erste Ergebnisse werden aber bereits im nächsten Jahr erwartet.

Solche Erprobungsmodelle zur Weiterentwicklung der ambulanten Versorgung werden im Gesetzesentwurf zur dritten Stufe der Gesundheitsreform gefördert, um alternative Behandlungskonzepte auf wissenschaftlichen Boden zu stellen. Gerade die klinische Wirksamkeit beim Patienten hofft man mit Hilfe der Modellversuche besser einschätzen zu können.

Erste gesetzliche Krankenkasse für ganzheitliche Medizin
Seit Beginn 1997 ist die *Securvita BKK für Ganzheitlichkeit* bundesweit für alle gesetzlich Versicherten zugänglich. Besondere Zielgruppe sind diejenigen Kunden, die alternative Heilverfahren bevorzugen, dabei aber immer wieder auf Schwierigkeiten stießen, wenn es um die Kostenerstattung ging. Im Zuge der Einzelfallentscheidung wird den Krankenkassen zwar ein gewisser Ermessens-

spielraum eingestanden, für den Versicherten stellte sich aber erst oft im nachhinein heraus, daß ihm diese Kulanz verweigert wurde.

Die naturheilkundliche Ausrichtung soll bei der Securvita-BKK in der Satzung der Kasse eindeutig festgeschrieben werden. Heilpraktikerkosten werden nicht übernommen, dies ist für alle gesetzlichen Kassen laut Gesetz unzulässig. Als Beitragssatz sind 13,2 % vom Bruttogehalt im Gespräch. Nähere Informationen bei:

Securvita
Große Elbestr. 39
22767 Hamburg
Tel. 0130 - 176917
Fax 040 - 30682829

Bald aus für Frischzellen?
Das Bundesministerium für Gesundheit hat eine bereits vom Kabinett gebilligte Verordnung erlassen, die das Verbot von Frischzelltherapeutika vorsieht.

Nach Meinung der Experten sind die Risiken durch Arzneimittel, die aus dem Gewebe von tierischen Föten oder Jungtieren gewonnen werden, höher als der nachgewiesene therapeutische Nutzen. Diese Maßnahme wird auch von der Bundesärztekammer und der Bundesvereinigung Deutscher Apothekerverbände unterstützt.

Durch Frischzellpräparate besteht nach Ansicht des Bundesministeriums die Gefahr einer Übertragung von Krankheitserregern wie Tollwut oder Scrapie; ein Aspekt der durch die BSE-Problematik an Bedeutung gewann. Zusätzlich können durch das Verabreichen des Fremdeiweißes Überempfindlichkeitsreaktionen ausgelöst werden, auch die Provokation von Autoimmunreaktionen bei längerer Anwendung dieser Präparate wird befürchtet.

Die endgültige Bestätigung dieser Verordnung durch den Bundesrat wird zum 14. März erwartet.

Special: NLP – Neurolinguistisches Programmieren

Was ist NLP ?
NLP ist eine besondere Technik der Kommunikation.

Die Methode ermöglicht dem erfahrenen Anwender Veränderungen von persönlichen Schwierigkeiten, Gefühlen, Verhaltensweisen und Überzeugungen, von denen der Betreffende erkennt, daß es wünschenswerter, angemessener, vor-

teilhafter oder erfolgversprechender wäre, anders zu fühlen, zu denken, oder zu handeln.

Indikationen
Eingesetzt wird NLP einerseits auf dem Feld der Kurzzeit-Psychotherapie, andererseits als Trainings- und Weiterbildungsmethode im Bereich von Wirt-

schaft, Verkauf, Personalführung und Pädagogik.

Durch neue Erkenntnisse über die Zusammenhänge von gedanklich-emotionalen Prozessen und Immunsystem (Psychoneuroimmunologie) erobert sich das NLP derzeit einen völlig neuen Raum in der Medizin. Neue Indikationsgebiete sind v.a. Allergologie und Psycho-Onkologie. In letzterer geht es vor allem um die subjektive Verarbeitung von Diagnose und Therapie und das Finden von Selbstheilungsstrategien und neuen Lebensperspektiven.

Generell ist NLP für jeden von größtem Nutzen, der professionell mit Menschen umzugehen hat und Wege sucht, möglichst effektiv zu kommunizieren.

Wie entstand NLP ?

In den siebziger Jahren begannen der Mathematiker Richard Bandler und der Linguist und Pädagoge John Grinder systematisch die individuellen Kommunikationsstile einiger berühmter Therapeuten zu erforschen, welche als besonders effektiv und erfolgreich angesehen wurden. Bandler und Grinder fragten sich, ob sich trotz aller Verschiedenheit im methodischen und inhaltlichen Vorgehen Gemeinsamkeiten in der Art des Umgangs mit den Klienten entdecken ließen, die den Erfolg dieser »Wunder«-Therapeuten erklären konnten.

Es gelang tatsächlich, nachzuweisen, daß die Kommunikationsstile so unterschiedlicher Therapeuten wie dem Hypnotherapeuten Milton Erickson, dem Erfinder der Gestalttherapie Fritz Perls und Virginia Satir, einer Pionierin der Familientherapie, bestimmte Gemeinsamkeiten aufwiesen. In der Folge machten sich Bandler und Grinder auf, diese Gemeinsamkeiten im Vorgehen zu systematisieren, sowie lehr- und lernbar zu machen. Sie nannten ihre neue Methode »Neurolinguistisches Programmieren«.

Dabei deutet der Name darauf hin, daß mit Hilfe der Sprache (linguistisch) die im Verlauf eines individuellen Lebens erworbene Programmierung des Gehirns (Neuro-) beeinflußt und verändert wird.

NLP wird mittlerweile weltweit gelehrt und angewandt. Es befindet sich in einem ständigen Weiterentwicklungsprozeß.

Einige Grundannahmen des NLP

Ausgangspunkt der Philosophie des NLP ist die Überzeugung, daß es in der Welt, in der wir leben, keine objektive Wirklichkeit gibt. Vielmehr schafft sich jeder Mensch seine eigene Welt und Wirklichkeit, indem er die Dinge, die um ihn herum geschehen, auf seine höchst individuelle und subjektive Weise deutet.

Diese Weltbilder können je nach Sachverhalt, angemessen und förderlich, aber auch ausgesprochen hinderlich sein und dann viel persönliches Leid verursachen.

Beispiel: Ein zur Hälfte gefülltes Glas als halbvoll oder aber als halbleer zu bezeichnen, ist in beiden Fällen »objektiv« richtig, erzeugt aber völlig unterschiedliche subjektive Wirklichkeiten.

Auf welche Art und Weise ein Mensch die Welt interpretiert, ist neben ererbten Persönlichkeitsmerkmalen, Resultat lebenslanger Lernerfahrungen, also Beeinflussungen durch Umwelt, Erziehung, Ausbildung, usw. Diese Erfahrungen prägen die Art und Weise, die Welt zu sehen, zu denken und zu fühlen, auf private, berufliche, wirtschaftliche, politische und gesellschaftliche An- und Herausforderungen zu reagieren und mit eigenen und fremden Zielvorstellungen umzugehen.

Wenn all diese Lebensbewältigungsstrategien eines Menschen erlernt sind, so meint das NLP, können sie im Bedarfsfall durch neuerliche Lernprozesse auch wieder verändert werden. Sukzessiv im Lebensvollzug aufgebaute und verinnerlichte Welt- und Selbstbilder, sowie deren interne Regieanweisungen und situationsgebundenen Verhaltensdrehbücher, können bewußt gemacht, sowie um- und neu geschrieben werden.

Einige Techniken des NLP

Ziel der therapeutischen Interventionen des NLP ist es, für Leid schaffende automatisierte stereotypen Verhaltensmuster Optionen alternativen Verhaltens zu erschaffen, die für die jeweilige Situation angemessener sind.

Wichtiges Element ist die Analyse von Sprachmustern, die unter anderem Rückschlüsse über Glaubenssysteme, Werte und Überzeugungen, die den Betreffenden bestimmen, Auskunft geben. Die Fähigkeit, nicht nur auf den Inhalt des Gesagten zu hören, sondern auch auf Wortwahl und formale Aspekte zu achten, wird geschult. Diese Kenntnisse sind besonders hochrangig für die Arzt-Patienten-Kommunikation anzusehen.

Die o.g. Überzeugungen sind oftmals Schlüsse eines Kindes, die tief verinnerlicht und dann nie mehr überprüft wurden. Ihre Prägung wird nachempfunden, um eine Neubewertung der Ereignisse zu ermöglichen. NLP bedient sich hierzu Tagtraumtechniken, die aus der modernen Hypnotherapie stammen.

Viele NLP-Techniken bringen körperliche Bewegung ins Spiel, wobei die Bewegung z.B. entlang einer Lebenslinie auch metaphorisch das »Gehen neuer Wege« eröffnen soll.

Weitere Techniken sind Veränderung der Bestandteile der sinnlichen Wahrnehmung, unter Änderung der Submodalitäten Farbe, Ton und Distanz. Diese Techniken erweisen sich in der Allergie- und Phobiebehandlung als sehr effektiv.

Zum Schluß einige kritische Überlegungen

Unumstritten ist NLP nicht.

Die Befürworter sehen darin eine machtvolle Methode, unkompliziert und rasch die Denk-, Fühl- und Verhaltensweichen im Kopf neu zu stellen. Wie bei allen machtvollen Instrumenten besteht aber auch hier die Gefahr von unkritischer Anwendung und Mißbrauch durch selbsternannte Schnellkurs-Pseudokoryphäen.

Die Gegner des NLP attackieren es denn auch als oberflächliche Manipulationsmethode mit Sektencharakter.

Doch, wie Prof. Paul Watzlawick, der renommierte österreichisch-amerikanische Kommunikationsforscher und Therapeut in seinem berühmten Satz sagt: »Man kann nicht nicht kommunizieren – und damit kann man nicht nicht manipulieren.«

Daher sollte jeder, der professionell zu kommunizieren hat, das ohnehin Unvermeidbare möglichst optimal geschult, kontrolliert und wissend tun, wozu die Erkenntnisse des NLP zweifellos hilfreich sind. Denn auch hier gilt das Prinzip von der objektiven und subjektiven Wirklichkeit: Ob ein Messer zur verletzenden Waffe oder zum heilenden Skalpell wird, entscheidet sich allein durch Geist, Wissen und Ge-wissen, in dem es benutzt wird.

In diesem Sinne ist NLP so seriös, wie derjenige, der es anwendet.

Praktische Hinweise

Die Abschlüsse an einer zertifizierten Ausbildungsstätte umfassen drei Grade: NLP-Practitioner, Master-Practitioner und Trainer. Pro Grad ist mit zwei Jahren Ausbildungszeit (berufsbegleitende Fortbildung) zu rechnen.

Informationen zu Ausbildung, Adressen von Weiterbildungsinstituten, sowie Therapeutenverzeichnisse sind erhältlich beim Autor

Dr. med. Lutz Wesel
Arzt für Allgemeinmedizin
& Psychotherapie
Hauptstr. 105,
76547 Sinzheim b. Baden-Baden
Tel. 07221/8 20 21   Fax 8 20 30

oder bei

GANLP
German Association for NLP
Herzogstr. 83, 80796 München
Tel./Fax 089/3 08 13 06

Aus der Forschung

Brennesselextrakt – Durch Zytokinforschung zu neuen Ehren

Die Brennessel, seit Jahrhunderten in der Volksmedizin als Heilpflanze geschätzt, könnte jetzt durch die Zytokinforschung eine Renaissance als kausal wirksames Rheumamittel bevorstehen, so die Experten auf einem Symposium »Neue Entwicklungen in der Rheumatologie: Zytokine – Bedeutung und therapeutische Relevanz«.

Zwar sind die Symptome rheumatischer Erkrankungen auch mit etablierten Therapien, allen voran die nichtsteroidalen Antirheumatika (NSAR) zu lindern, ihnen fehlt jedoch der kausale Ansatzpunkt. Darüber hinaus ist die Anwendung der NSAR durch Nebenwirkungen an Gastrointestinaltrakt und. Niere nicht unproblematisch, auch ein negativer Einfluß auf den Knorpelstoffwechsel wird diskutiert, meinte PD Dr. A. Karbowski, Oberarzt der Orthopädischen Abteilung vom Universitäts-Klinikum Mainz.

Wegen des hohen Nebenwirkungsrisikos von NSAR, gerade bei langzeitiger Anwendung, setzten Therapeuten gerade bei Rheuma schon seit Jahren auch auf alternative Behandlungskonzepte, so Dr. W. Bolten, Chefarzt der Rheumaklinik Wiesbaden: Dazu gehören die Gabe von Vitamin E bei Arthrosepatienten, Neuraltherapie und Akupunktur, sowie ein breites Spektrum physikalischer und krankengymnastischer Maßnahmen. Diese Therapieregimes können zwar die Beschwerden bessern, allerdings haben sie nach bisherigen Erkenntnissen ebenfalls keinen Einfluß auf den weiteren Verlauf der Erkrankung.

Jetzt hofft man durch Ergebnisse der Zytokinforschung auf einen kausalen Einsatz, z.B. durch Interleukin-1 Antagonisten. Wird eine Zelle durch ein Pathogen stimuliert, so setzt sie Zytokine frei, erklärte Dr. G. Keyßer, Universitätsklinikum Charité Berlin. Durch deren chemotaktische Wirkungen und die Fähigkeit zur Aktivierung angrenzender Zellen wird über eine Rückkopplung die Zelle aktiviert, die Immunantwort verstärkt. Auf diese Weise können selbst geringe Mengen eines Pathogens eine heftige körpereigene Abwehr auslö-

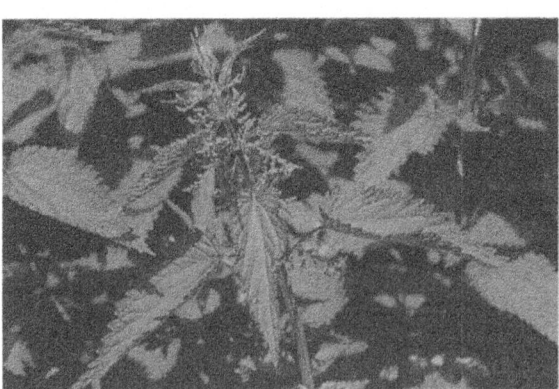

Abb. 3: *Brennesselblätter*

sen. Diese Reaktion ermöglicht eine effektive Bekämpfung infektiöser Erkrankungen und ist ein sinnvoller Regulationsmechanismus.

Entgleiste Zytokinausschüttung bei Rheuma

Anders sieht es bei Patienten mit rheumatischen Erkrankungen aus, meinte Keyßer. Bei ihnen ist das Zytokinnetzwerk im Ungleichgewicht. In der Synovialflüssigkeit findet sich ein Anstieg proinflammatorischer Zytokine. Dies führt langfristig dazu, daß das normalerweise erhaltene Gleichgewicht zwischen Bindegewebssynthese und -abbau im entzündeten Gelenk zugunsten eines verstärkten Abbaus der Bindegewebsmatrix verschoben wird. Bei diesem Prozeß spielen proinflammatorische Substanzen wie TNF-α und Interleukin 1 eine Schlüsselrolle. Gemeinsam induzieren sie Interleukin 6. Dieses Zusammenspiel bewirkt letztlich die klinische Symptomatik.

»Wir knüpfen hohe Erwartung an Substanzen, die die Interleukin-1-Wirkung blockieren,« meinte Karbowski. Denn mit ihnen erscheint es möglich, neben einer Beschwerdelinderung in die Pathogenese der Arthrose im Sinne einer »Disease-modifying-drug« einzugreifen. Ein hohes Zytokin-antagonistisches Potential wurde für die Brennesselblätter nachgewiesen.

In vitro-Versuch zeigt: Brennesselblätter inhibieren TNF-α und IL-1ß

Dr. T. Teucher, Hamburg, untersuchte den Einfluß der wasserlöslichen Gesamtfraktion IDS 23/1 des Brennesselblätter-Extrakts IDS 23 auf die Sekretion proinflammatorischer Zytokine im Blut von gesunden Freiwilligen und Arthro-

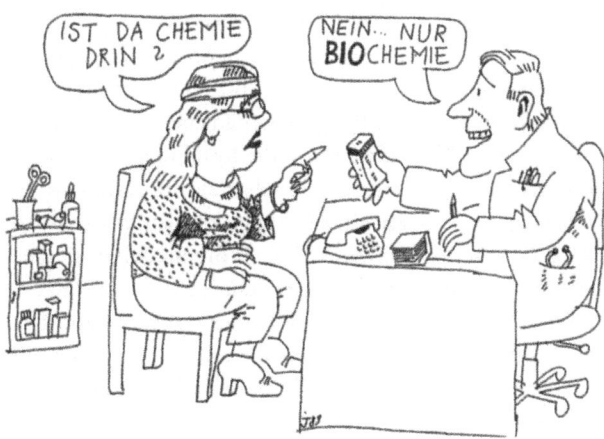

sepatienten (OBERTREIS et al., 1996). Die Konzentrationen von TNF-α und Interleukin-1ß wurden basal und nach Stimulation mit Lipopolysaccharid (LPS) geprüft. Dabei wurden im Vollblut der Arthrosepatienten ab Konzentrationen von 0,5 μg LPS signifikant höhere TNF-α-Spiegel als bei Gesunden gefunden. Die IL-1ß-Konzentrationen waren für alle getesteten LPS-Konzentrationen vergleichbar. Anschließend wurde das Blut beider Gruppen nach Stimulation mit 0,5 μg LPS 24 Stunden mit dem Brennesselextrakt inkubiert: Bei Gesunden und Arthrosepatienten hemmte der Brennesselextrakt TNF-α und Interleukin-1ß dosisabhängig. Mit der höchsten Konzentration an Brennesselextrakt konnte TNF-α um ca. 50 %, IL-1β um annähernd 100 % unterdrückt werden. Dagegen hatte die dreiwöchige orale Therapie mit dem Extrakt bei 20 gesunden Testpersonen keinen Einfluß auf basale Pegel von TNF-α und Interleukin-1β, meinte Teucher.

Erst wenn die Vollblutproben mit 0,5 μg LPS stimuliert wurden, konnte die Freisetzung von TNF-α um 14,6 % nach einwöchiger Therapie und um 24 % nach dreiwöchiger Therapie gesenkt werden (IL-1β um 19,2 % bzw. 39,3 %). Der Brennesselextrakt hemmt also die LPS-stimulierte Sekretion der beiden Zytokine, wobei die Inhibition mit zunehmender Therapiedauer ansteigt. Daß diese Inhibition auch im Zielorgan besteht, zeigte die Untersuchung von Synovialpunktat von Arthrosepatienten: Auch in ihnen hemmt der Brennesselextrakt dosisabhängig die LPS stimulierte TNF-α und IL-1β-Sekretion. Oral verabreichtes Diclofenac (150 mg pro Tag) konnte die LPS stimulierte Zytokinsekretion nicht beeinflussen.

Diese Befunde belegen, daß der Brennesselexktrakt die LPS stimulierte Sekretion der proinflammatorischen und knorpeldestruktiven Zytokine TNF-α und IL-1 β in einem Maß hemmen können, das therapeutisch interessant ist, kommentierte Teucher dieses Ergebnis.

Anwendungsbeobachtung spricht für klinische Wirksamkeit

Mit dem Brennesselextrakt IDS 23 wurde eine Beobachtungsstudie mit 219 Patienten durchgeführt, die nur unzureichend auf NSAR ansprachen. Das Ergebnis kam selbst für die Untersucher überraschend: Die Monotherapie mit dem Brennesselblätterextrakt linderte das Beschwerdebild ebenso rasch und effizient wie die Kombinationstherapie von Brennesselextrakt mit NSAR. »Dieser Studie zufolge können in vielen Fällen NSAR durch Brennesselxtrakt ersetzt werden, oder zumindest die NSAR-Dosis reduziert werden« interpretierte Frau Dr. S. Ramm, Hamburg, die Ergebnisse.

Nach dieser positiven Erfahrung wurde der antirheumatische Effekt auf breiterer Basis geprüft: In einer weiteren Anwendungsbeobachtung wurden insgesamt 8.955 Patienten von Allgemeinmedizinern und Orthopäden behandelt. Damit sollte die Wirksamkeit und Verträglichkeit des Brennesselblätterextraktes bei Arthrosepatienten und Patienten mit rheumatoider Arthritis unter Praxisbedingungen ermittelt werden (RAMM und HANSEN, 1996). »Uns interessierte besonders die Frage, ob mit einer dreiwöchigen Behandlung mit dem Brennesselblätterextrakt die Dosis einer NSAR-Therapie reduziert werden konnte«, meinte Frau Ramm.

Die Wirksamkeit der Therapie wurde mit einem 12stufigen Summenscore aus den Beschwerden Ruhe- und Bewegungsschmerz sowie Funktionseinschränkung ermittelt. Zwei Drittel der Behandelten waren Frauen, das Durchschnittsalter betrug 61,3 ± 13,4 Jahre. Insgesamt litten 1.550 Patienten an rheumatoider Arthritis, 7.935 an Arthrose (Mehrfachnennungen eingeschlossen). Bei den Arthrosepatienten war am häufigsten das Kniegelenk betroffen. Über 95 % der Patienten erhielten den Brennesselextrakt S 23 in einer Dosis von zweimal täglich 2 Kapseln. Diese Dosierung entspricht den Empfehlungen nach der Monographie der Kommission E.

Insgesamt besserte die Therapie mit dem Brennesselextrakt bei 82 % der Patienten die rheumatischen Beschwerden. Die Hälfte aller Behandelten wurden als deutliche Responder eingestuft, d. h. ihre Beschwerden nahmen im Summenscore um mindestens 3 Punkte ab. Auch in dieser Anwendungsbeobachtung besserte die Monotherapie mit Brennesselextrakt die Symptome ebenso wirkungsvoll wie die Kombinationstherapie mit NSAR: Die dreiwöchige ausschließliche Brennesseltherapie reduzierte die Beschwerden um 48 %. Eine Kombinationstherapie erhielten besonders die Patienten mit initial starken und sehr starken Beschwerden. Bei 38 % dieser Patienten konnte durch die Phytotherapie die NSAR-Dosis verringert, bei weiteren 26 % konnte sogar ganz darauf verzichtet werden. Der Vorteil des Brennesselextrakts im Vergleich zu den NSAR liegt vor allem in seiner besseren Verträglichkeit: Nur in 1,2 % kam es zu unerwünschten Begleiterscheinungen der Phytotherapie, meistens unspezifischen gastrointestinalen Beschwerden.

Weitere Studien dringend erforderlich
Natürlich seien die bislang vorliegenden Daten über die Wirksamkeit des Brennesselblätterextraktes noch empirischer Natur, meinte Prof. G.-R. Burmester, Direktor der Inneren Medizin III Rheumatologie und Klinische Immunologie Charité Berlin, auf die Frage, welchen Stellenwert für ihn diese Ergebnisse hätten. Eine Anwendungsbeobachtung kann keine kontrollierte Studie ersetzen, Doppelblindstudien fehlen noch. Inso-

fern sollte man mit Aussagen über die klinische Relevanz der Wirksamkeit noch zurückhaltend sein, auch wenn die Indizien für den Brennesselblätterextrakt sprechen.

Diese Ergebnisse sollten uns aber dazu ermuntern, kontrollierte Studien durchzuführen, gerade weil wir mit dem Brennesselextrakt die Hoffnung haben, ein kuratives Therapeutikum bei RA und Osteoarthritispatienten zu finden, das uns bisher fehlt, schloß Burmester. Bezüglich der praktischen Anwendung hält Burmester den Brennesselextrakt besonders für Arthrosepatienten für geeignet. Wenn die entzündliche Aktivität nicht übermäßig hoch ist, kann man den Brennesselblätterextrakt einsetzen, zunächst in Kombination zu einem NSAR mit dem Ziel, NSAR einzusparen, später kann vielleicht ganz auf Antirheumatika verzichtet werden. (SK)

Obertreis B. et al: Ex-vivo-in-vitro-Hemmung der Lipopolysaccharid-stimulierten Tumor-Nekrose-Faktor-α und Interleukin-1ß-Sekretion in humanem Vollblut durch Extractum Urticae dioicae foliorum. Arzneim.-Forsch./Drug Res. 46 (I), 4, 389-394 (1996)

Ramm S., Hansen C.: Brennesselblätter-Extrakt bei Arthrose und rheumatoider Arthritis. Therapiewoche 46 (28), 3-6 (1996)

Kongresse

Internationaler Phytotherapie-Kongreß

Um neue Erkenntnisse zur Heilpflanze Johanniskraut ging es bei einem Symposium anläßlich der Phytotherapeutika, die vom 11. - 14.9.1996 in München stattfand.

Hypericum auch bei schwereren Depressionen wirksam

Die Effizienz und gute Verträglichkeit von Johanniskraut bei der Therapie leichter und mittelschwerer Depressionen ist mittlerweile in mehreren großangelegten Studien gut dokumentiert. Auf der Phytotherapeutika stellt jetzt Dr. Ernst-Ulrich Vorbach, Darmstadt, eine Vergleichsstudie Hypericum/Imipramin an 200 Patienten mit der Diagnose einer rezidivierenden, schweren depressiven Erkrankung nach ICD-10 vor.

»Wir führten diese Studie durch, da wir bereits 1993 die Erfahrung machten, daß bei leichten bis mittelschweren Depressionen der Hypericum-Extrakt bezüglich des Behandlungserfolges nicht nur keinen Unterschied zu Imipramin aufweist, sondern überraschenderweise bei Patienten mit Hamilton Score-Werten über 20 (schweren Depressionen) dem Imipramin tendenziell überlegen war,« meinte Vorbach. In die neue Studie wurden nur Patienten eingeschlossen, welche an rezidivierenden depressiven Störungen mit einer gegenwärtigen schweren Episode und wenigstens 2 Vorepisoden von mindestens 2 Wochen Dauer im Abstand von mehreren Monaten litten (ICD-10: F 33.2).

Alle Patienten mußten zu Beginn der Studie einen Hamilton Score-Index von mindestens 20 aufweisen. Insgesamt konnten 209 Patienten aus 20 psychiatrischen Kliniken und Schwerpunktpraxen eingeschlossen werden. Sie erhielten sechs Wochen lang alternativ Hypericum-Extrakt LI 160 in einer Dosis von dreimal 600 mg /Tag oder Imipramin (dreimal 50 mg/Tag). Beide Substanzen wurden in Anbetracht des schwereren Krankheitsbildes höher dosiert als in früheren Studien. Unter der sechswöchigen Therapie nahmen die Mittelwerte des Hamilton-Scores unter Imipramin von 26,1 auf 13,4 ab, unter dem Hypericum-Extrakt von 25,1 auf 14,6. Der mittlere Punktwert der DS-Skala (Depressionsskala nach von Zerssen) verbesserte sich unter Imipramin von 28,5 auf 13,6 bzw. unter Johanniskraut von 29,0 auf 16,5. Auch im Clinical Global Impression Scale, der über den therapeutischen Effekt und die Zustandsänderung bei Therapieende Auskunft gibt, erreichten beide Therapieregimes vergleichbare Ergebnisse, Imipramin schnitt etwas besser ab.

Deutlich überlegen war der Johanniskrautextrakt – auch in dieser hohen Dosis – hinsichtlich der Verträglichkeit.

Während unter Imipramin 42 Patienten über insgesamt 82 Nebenwirkungen klagten (am häufigsten Mundtrockenheit, Magenbeschwerden und Schweißausbrüche), waren es in der Johanniskrautgruppe nur 25 Patienten mit 38 Nebenwirkungen (Innere Unruhe, Magenbeschwerden, Schwindel). In der Imipramin-Gruppe brachen 8 Patienten die Therapie wegen Nebenwirkungen ab, in der Johanniskrautgruppe nur ein Patient. Fazit von Vorbach: Der Hypericum-Extrakt LI 160 kann nicht nur bei leichten bis mittelschweren Depressionen, sondern auch bei ausgewählten schweren Fällen eingesetzt werden. Gegenüber der Standarddosierung von 900 mg ist dabei keine höhere Nebenwirkungsrate zu erwarten.

Johanniskraut auch bei Spannungskopfschmerz?

Vielleicht ist die Johanniskrauttherapie auch bei Spannungskopfschmerz indiziert. Mit einer Prävalenz von 38,3 % gehört dieser Kopfschmerztyp zu den häufigsten Formen überhaupt. Die Therapie der chronischen Form ist sehr schwierig. Die vielfach beobachtete Verknüpfung von chronischen Formen des Spannungkopfschmerzes mit depressiven Erkrankungen brachte Dr. Axel Heinze, Kiel, darauf, die Wirksamkeit und Verträglichkeit von Johanniskrautextrakt in dieser Indikation zu überprüfen. Eine erste offene Pilotstudie erbrachte ermutigende Ergebnisse, einige Fallberichte stellte Heinze in seinem Referat vor. Dabei konnten dreimal 300 mg Hypericum-Extrakt pro Tag die Beschwerden deutlich bessern. Sowohl die Häufigkeit der Kopfschmerzattakken, als auch ihre Intensität nahmen unter Hypericum-Extrakt ab. Bei einem Patienten konnten die Kopfschmerzen zwar unter Therapie mit Amitriptylin beherrscht werden, kehrten aber zurück, als das Medikament abgesetzt wurde. Unter Hypericum-Extrakt blieben die Kopfschmerzen selbst nach Absetzen des Johanniskrauts auf dem erreichten niedrigen Niveau.

Diese Behandlungserfolge gaben den Ausschlag für eine jetzt laufende doppelblinde, plazebokontrollierte Studie an über 100 Patienten mit Spannungskopfschmerz über einen Behandlungszeitraum von 6 Wochen: Auf die Ergebnisse darf man gespannt sein!

Johanniskraut: Dopaminerges Wirkprinzip?
Leitsubstanz im Johanniskraut ist zwar das Hypericin, welches auch zur Standardisierung der Extrakte dient, doch darüber hinaus könnten auch andere Bestandteile, z.B. Flavonoide, Xanthonderivate, das Phloroglucinderivat Hyperforin, Phenylpropanoide und Procyanidine an der Wirkung beteiligt sein. Der genaue Wirkmechanismus ist nach wie vor unbekannt, mittlerweile liegen aber mehrere tierexperimentelle Erfahrungen zu Hypericum vor.

So konnte experimentell an Mäusen- und Rattenhirnen die synaptosomale Aufnahme von Noradrenalin und Serotonin dosisabhängig gehemmt werden. W. E. Müller, Pharmakologe aus Mannheim, hatte bereits 1994 eine Down-Regulation von Serotonin-Rezeptoren an kultivierten Ratten-Neuroblastomzellen nachgewiesen. Auf ein dopaminerges Wirkprinzip von Johanniskraut weisen die Untersuchungen von Frau Hilke Winterhoff, Münster, hin. Sie untersuchte die Wirkung von unterschiedlichen Dosen oral verabreichten Johanniskrautextrakts auf das Verhalten der Ratten im Porsolttest. Das »Dispair-Verhalten« in der 2. Phase des Testes tritt unter Johanniskrauttherapie dosisabhängig, ebenso wie unter den Standardsubstanzen Imipramin und Bupropion später auf. Dieser Test wird daher zur Einschätzung von antidepressiv wirksamen Therapeutika herangezogen. In einem zweiten Versuch wurden die Ratten vor der Johanniskrauttherapie mit Dopaminrezeptorblockierenden Substanzen (Haloperidol und Sulpirid) vorbehandelt. Mit einer solchen Vorbehandlung konnte die Wirkung des Johanniskrautextraktes im Porsolttest komplett aufgehoben werden. Diese Befunde sprechen für ein dopaminerges Wirkprinzip von Hypericum. Hormonmessungen nach dreiwöchiger Behandlung mit Hypericum erbrachten eine signifikante Erniedrigung der Prolaktin- und Kortikosteronwerte. Auch die Prolaktinsenkung spricht indirekt für einen dopaminergen Wirkmechanismus, erklärte Winterhoff. (SK)

Neue Aspekte zur Balneologie

Vom 13. bis 31. Januar 1997 fand in der Park-Klinik Bad Kissingen der Grundkurs für »Balneologie und Bioklimatologie« zum Erwerb der Zusatzbezeichnung »Badearzt«/»Kurarzt« statt.

Es handelte sich um eine gemeinsame Veranstaltung der Bayerischen Landesärztekammer und des Balneologischen Institutes Bad Kissingen e.V. in Zusammenarbeit mit dem Verband Deutscher Badeärzte e.V.

Im Rahmen des 3-Wochen-Kurses hielten 60 namhafte Referenten Vorträge. Den etwa 100 Teilnehmern wurde aktuelles Wissen zu Heilwässern, Torf und Solen, Klima und Physikalischer Therapie vermittelt. Neben psychosomatischen und psychologischen Aspekten im Rahmen der Rehabilitation und Kur wurden ausgewählte Gesichtspunkte der klassischen Naturheilverfahren, zu denen u.a. die Hydro- und Thermotherapie zählen, dargestellt. Sozialmedizinische Fragen wurden diskutiert. Sämtliche Themenkomplexe standen in Beziehung zur Balneologie.

Herr Gräf, Bad Kissingen, referierte zum Thema: »Die Heilwässer auf dem Prüfstand«. Dabei wurde deutlich, daß die Kommission B 8 des Bundesinstitutes für Arzneimittel und Medizinprodukte zunehmend GCP-kontrollierte Studien fordert. Weiterhin erfolgten zu den Heilwässern Vorträge zu Charakteristik, Analytik und Kontrolle (Frau Dr. rer. nat. E. Nuss, Bad Kissingen), zur praktischen Durchführung von Kurvenordnungen (Dr. med. H. Baunach, Bad Kissingen), zum Einsatz der Trinkkur bei Bluthochdruck und Nierenerkrankungen (Priv.-Doz. Dr. med. E. Fritschka, Bad Brückenau) und bei gastrointernistischen Erkrankungen (Prof. Gmelin, Bad Kissingen).

Mit dem Thema Torf in der Medizin beschäftigen sich Herr Dr. med. J. Dietrich, Bad Aibling (»Grundlagen zur Behandlung mit Badetorf«), Herr P. Haslauer, Mitterfelden (»Mooraufbereitungstechniken – Überblick«), Herr Prof. Dr. med. C. Goecke (»Gynäkologische Balneotherapie«) und Herr Prof. Dr. med.habil. Lukanov (»Wissenschaftliche Grundlagen der Moortherapie«). Insbesondere der letzte Vortrag stellte die Ergebnisse modernster Forschung auf molekularer Ebene dar.

In In-vitro-Versuchen wurde die biologische Wirkung von Torfextrakten untersucht. Die erhaltenen Ergebnisse zeigen, daß die wässrigen Torfextrakte eine sehr ausgeprägte anregende Wirkung auf die kontraktile Aktivität der glatten Muskeln besitzen. Man konnte diese Effekte noch bei Zugabe von 5 bis 10 ul des Extrakts (etwa 0,03 %) beobachten. Damit sind wässrige Torffraktionen als biologisch noch aktiv zu bewerten.

Erwähnenswert sind die Referate zu sozialmedizinischen Fragen, die von Herrn Dr. med. C.Kirschner (»Kurorttherapie heute«), und Herrn Kurdirektor H. W. Städtler (»Begriffsbestimmungen des Bäderverbandes zur Anerkennung von Kurorten«), Herrn R. Jaeckel (»Die medizinische Rehabilitation im System der gesetzlichen Krankenversicherungen und der Stellenwert der Qualitätssicherung in der Rehabilitation und Prävention«), sowie Herrn Dr. med. K.-F. Wenz (»Grundfragen der Sozialmedizin«) gehalten wurden. Herr Dr. Wenz ging auf den Kuraspekt und die Bedeutung des Medizinischen Dienstes der Krankenkassen ein und betonte deren Stellenwert. Die Vorträge aus dem Bereich der Physikalischen Therapie wurden von Herrn Prof. Dr. med. H.-R. Casser und seinem Team (Dr. med. A. Brückner, Dr. med. S. Middeldorf), Staffelstein, und Herrn Muche (Viktoria) gehalten.

Der psychologisch-psychosomatische Bereich wurde durch Herrn Dr. med. W. Franke abgedeckt, der zu depressiven Verstimmungen im Rahmen der Rehabilitation und zum Autogenen Training sprach. Zu psychotherapeutischen Führungsgrundsätzen bei der Durchführung gynäkologischer Badekuren nahmen Frau Dr. med. Hildenbrand-Zierhut und Herr Dr. med. J. Galuska Stellung. Herr Dr. med. W. Grein, Bad Brückenau und Herr Pater Willigis Jäger aus Würzburg sprachen den seelsorgerischen Aspekt im Rahmen der Kur an. Dabei soll darauf hingewiesen werden, daß Herr P. W. Jäger den meditativen Charakter im Rahmen der Katholischen Kirche hervorhebt und den mangelnden Stellenwert der Mystik bedauert.

Die Aspekte der klassischen Naturheilverfahren in Bezug zur Balneologie wurden durch Herrn Prof. Dr. med. H.-D. Hentschel, Bad Wörishofen, Frau C. Fürst (»Praxis derAtmungstherapie«), Herrn Dr. med. Dr. rer. B. Uehleke, Herrn Prof. Dr. med. F. Dallacker (»Phytotherapie«), Frau B. Wigge, Bochum (»Ernährungstherapie«) und Herrn Dr. H. Behnke (»Grundlagen der Kneipp-Therapie«) abgedeckt. Auch die Themen »Sole« (Dr. med. R. Brath, Bad Kissinger), »Chronobiologie« (Privatdozent Prof. Dr. C. Gutenbrunner, Hannover) und die »hydrodynamischen Grundlagen der Balneologie« (Dipl.-Phys. Prof. Dr. Dr. med. J. Kleinschmidt, München) wurden abgehandelt. Prof. Kleinschmidt sprach weiterhin über die Kurerfolgsdokumentation anhand von körperlichen und vegetativen Befundgrößen, ergänzt durch Prof. Gutenbrunner, der die therapeutischen Effekte einer Kurortbehandlung herausstellte.

Prof. Gutenbrunner sprach mehrere aktuelle Studien an, die zeigen, daß Kurortbehandlungen auch einen anhaltenden Erfolg bringen.

Die Kompaktkur wurde von Herrn Janetzek, Bad Kissingen, vorgestellt. Einen Einblick über die vielfältigen Möglichkeiten, eine Kur zu beantragen, gab Herr John, Bad Kissingen. Herr Dr. med. J. Hilgenfeldt, Bad Kissingen, sprach über sinnvolle Labordiagnostik in der Rehabilitation und über Einflüsse balneologischer Maßnahmen auf indizierte Laborparameter. Dr. med. G. W. Schmeisl (»Sinnvolle Behandlung des Diabetes mellitus am Kurort«) und Herr Dr. med. W. Mayer-Berger (»Balneologie bei kardiologischen Erkrankungen«), sowie Prof. Dr. med. P. Deeg (»Praktische Beispiele der balneologischen Therapie von Herzkranken«) gaben einen aktuellen Überblick über die Situation bei speziellen Erkrankungsbildern. Zur Klimatologie sprachen Frau Dipl.-Ing. L. Schwalbe aus Nürtingen (»Klima- u. Umweltbelastung«), sowie Frau Prof. Dr. Dr. med. habil. A. Schuh, München (»Klimatherapie in den verschieden Klimazonen Klimaexpositionsverfahren«) und Frau G. Scheidt (»Heliotherapie, Klima und Beschwerden«), sowie Herr Prof. Dr. med. J. Schönfeld (»Klimabeeinflussende Bebauung«). Gerade der Vortrag von Frau Prof. Schuh zeigte deutlich, daß auch Therapien wie Heliotherapie, Freiluft-Liegekuren und Ter-

rainkuren durch neue Studien in ihrer Wirkung bestätigt werden.

Praktische Übungen in Gruppen fanden zusätzlich in der Saale-Klinik der BFA, in der Rheumaklinik Viktoria, den Luitpold-Kliniken, in der Klinik Deegenberg, im Staatlichen Kurhausbad und in der Park-Klinik statt. (AMB)

Mitteilungen

FACT

Das Department of Complementary Medicine der University of Exeter gibt die Herausgabe einer neuen Zeitschrift bekannt: FACT – Focus on Alternative and Complementary Therapies.

FACT soll behilflich sein, die zunehmende Literatur, die zu komplementären Verfahren veröffentlicht wird, im Blick zu behalten. Informationen sollen als strukturierte Zusammenfassungen mit detaillierten Kommentaren geboten werden. Hierzu wird die gesamte Weltliteratur auf diesem Gebiet durchgesehen. Ferner werden ausführliche Listen über neu erschienene Literatur, Buchrezensionen sowie ein Überblick über Buchneuerscheinungen jeweils bezogen auf komplementäre Verfahren angeboten. Ein Probeexemplar der ersten Ausgabe kann kostenlos angefordert werden bei:

Dept. of. Complementary Medicine
Postgraduate Medical School
University of Exeter
25 Victoria Park Road
Exeter (UK) EX 2 4NT
Fax/Tel. 44 (0) - 1392 . 424 989

Dritter Ordner

Sehr geehrte Abonnentin,
sehr geehrter Abonnent,

mit dieser Folgelieferung füllt sich auch Ihr zweiter Ordner für das SpringerLoseblattSystem »Naturheilverfahren...« bis zum Rand. Das Werk hat nun einen Gesamtumfang von zirka ca. 2.000 Seiten. Damit ist das Fassungsvermögen der ersten beiden Ordner erschöpft. Deshalb erhalten sie mit der nächsten Folgelieferung einen dritten Ordner mit Schuber zum Selbstkostenpreis.

Das Springer-LoseblattSystem »Naturheilverfahren« wird weiter wachsen:

- Auf Sie warten noch weitere fundierte klinische Darstellungen zu klassischen und alternativen Verfahren der Naturheilkunde. So wird in diesem Jahr noch die neue Sektion »Ayurvedische Medizin« hinzukommen.

- Sie erhalten weiter sorgfältig recherchierte Methodik-Gutachten, die Sie auf dem neuesten Stand halten, so in dieser Auslieferung gleich drei dieser Gutachten.

- Um Ihnen verständlich zu machen, mit welchen methodischen Fragenstellung bei der Begutachtung oft gerungen wird, erhalten Sie in der Sektion 01 kompetente Informationen zu speziellen Fragen der Wissenschaftsforschung. In dieser Folgelieferung geht es um den Stellenwert von Kasuistiken, und wir eröffnen z.B. das Thema der Plazeboproblematik mit einem einleitenden Beitrag. Eine weitere Vertiefung ist vorgesehen.

Wir bedanken uns für Ihre Lesertreue und wünschen Ihnen noch viel Freude an dem Werk

Herausgeber und Redaktion
Naturheilverfahren

Homöopathie goes online

Rechtzeitig zum 200. Geburtstag der Homöopathie wurde die weltweit erste Internetadresse »Homöopathie« eröffnet. Ärzte und Apotheker können sich mit Hilfe dieser Adresse über Entwicklung, Herstellung und Erforschung homöopathischer Arzneimittel informieren. Diese Internetadresse wurde über A. Pflüger, Herstellern homöopathischer Arzneimittel gesponsert.

Mit Hilfe des Internetanschlußes soll die Kommunikation zwischen Verordnern, Verwendern und Herstellern homöopathischer Arzneimittel verbessert werden. Auf einer eigens dafür eingerichteten Interaktionsseite können Fragen und Kommentare eingegeben und zur Bearbeitung weitergeleitet werden. Über diese Adresse sind auch aktualisierte Presseinformationen zugänglich. Diese Internetadresse soll im Laufe der Zeit ständig erweitert werden. Kontaktaufnahme über Homöopathie-online, Olafstr. 6, 13467 Berlin, Tel. 030/40599980. Die Adresse im Internet lautet: http://www.homoeopathie.de

Personalien

Chef der Kneipp-Werke gestorben

Herr Luitpold Leusser, Chef der Kneipp-Werke und Begründer der Sebastian-Kneipp-Stiftung, ist im Alter von 83 Jahren im Oktober in Würzburg gestorben. Herr Leusser, selbst Apotheker, war der Enkel von Apotheker und Kneipp-Freund L. Oberhäußer, nach dessen Rezepturen bereits in den Gründertagen vor über 100 Jahren in den Würzburger Kneipp-Werken Pflanzenpulver hergestellt und via Versand vertrieben wurden. Leusser erbte das Kneipp-Patent und baute nach dem Krieg die Produktion von Naturarzneimittel zielstrebig aus.

Darüber hinaus bemühte er sich mit großem persönlichen Einsatz um die wissenschaftliche Erforschung der Kneipp-Therapie, die mit Hilfe der Kneipp-Stiftung ihren finanziellen Grundstock erhielt. Im Institut der Kneipp-Werke in Bad Wörishofen wird jährlich der von Leusser gestiftete und mit 20.000 DM dotierte Sebastian-Kneipp-Preis für wissenschaftliche Arbeiten verliehen. Besonders synergistische Zusammenhänge zwischen Phytotherapie, Hydrotherapie, Bewegungstherapie und Ernährungstherapie sollen dadurch aufgedeckt werden. Im Institut finden in regelmäßigen Abständen ärztliche Weiterbildungen und Exkursionen für Medizinstudenten statt.

Für seine Verdienste wurde Leusser mit dem Bundesverdienstkreuz, dem Bayerischen Verdienstorden und dem Titel des Ehrensenators der Universität Tübingen ausgezeichnet.

Homöopath erhält alternativen Nobelpreis

Am 2. Oktober 1996 wurde George Vithoulkas für seine Leistungen auf dem Gebiet der klassischen Homöopathie mit dem »Right Livelihood Award« (bekannter unter dem Namen »alternativer Nobelpreis«) belohnt. Die Jury ehrte Vithoulkas für »seinen Beitrag zur Wiederbelebung homöopathischen Wissens und seinen unermüdlichen Einsatz, die Homöopathie auf höchstem Niveau zu lehren, so daß sie als wirkungsvolle Alternative zu anderen Medizinischen Schulen ihren Platz in der Wissenschaft beanspruchen kann«. Der Preisträger ist auch Dozent des in diesem Jahr von 2. bis 6.

April 1997 stattfindenden Kongresses »Homöopathie für die Welt«.

Den mit 250.000 US $ dotieren Preis teilte sich Vithoulkas mit zwei anderen Preisträgern. Die Preisverleihung fand im schwedischen Parlament am 9. Dezember 1996 statt.

Ausschreibungen

Preis für Komplementäre Medizin

Die Abteilung für Komplementäre Medizin hat einen Preis von 1.000 L (unterstützt durch Merck Sharp & Dohme) für die beste wissenschaftliche Arbeit auf dem Gebiet der Komplentären Medizin ausgeschrieben. Eingereicht können unveröffentlichte Originalarbeiten.

Einreichungsfrist: 1. August 1997.

Weitere Rahmenbedingungen sind zu erfragen bei:
Secretary
Dept. of. Complementary Medicine
Postgraduate Medical School
University of Exeter
25 Victoria Park Road
Exeter (UK) EX 2 4NT
Fax/Tel. 44 (0) - 1392 . 424 989

Die Preisverleihung wird im Dezember anläßlich des 4. Jahressymposiums »Complementary Health Care« der University of Exeter stattfinden.

Termine

April

Weiterbildungswoche der Ärztegesellschaft für Erfahrungsheilkunde
Termin: 19.04-23.04.97;
Ort: Baden-Baden
Information: Ärzteges. für Erfahrungsheilkunde, Postfach 102840, D-69018 Heidelberg
Tel.: 06221/406222, Fax: 06221/400727

Mai

4. Symposium der Dt. Gesellschaft für Akupunktur und Neuraltherapie
Termin: 02.-04.05.97;
Ort: Halle/Saale
Information: Deutsche Gesellschaft für Akupunktur und Neuraltherapie,
Dr. med. Reinhart Wagner, Ebersdorf/Thür.
Tel. 036651/55075, Fax: 55074

Chinesische Phytotherapie
Termin: 01.-03.05.97;
Ort: Bad Nauheim
Information: Dt. Ärzteges. für Akupunktur,
Raglovichstr. 14, D-80637 München
Tel: 089/1596266, Fax: 089/1596255

Deutscher Naturheiltag im Rahmen der Biomedicina
Termin: 03.05.97;
Ort: Halle/Saale
Information: Deutscher Naturheilbund, Bundesgeschäftsstelle, Crailsheim
Tel.: 07951/5504, Fax: 45568

Neuraltherapie Kurs »C«
Termin: 03.05.97;
Ort: Bad Wörishofen
Information: Kneipp Ärztebund e.V.
Tel.: 08247/90110, Fax: 08247/90111

Naturheilverfahren Kurs I
Termin: 02.05.-04.05.97;
Ort: Leipzig
Information: NIDM mbH Regensburg
Tel.: 0941/54838, Fax: 0941/565331

Akupunkturgrundkurs 1
Termin: 03.-04.05.97;
Ort: Charité Berlin
Information: Dt. Akupunktur Gesell. Düsseldorf
Tel.: 0211/369099, Fax: 0211/360657

149. Jahrestagung des Deutschen Zentralvereins
Homöopathischer Ärzte e.V.
Termin: 07.-10.05.97;
Ort: Regensburg
Information: Dr. Peter Döring, München
Tel.: 089/7469102

15. Intern. Ärztekongreß für Erfahrungsmedizin:
Schmerz – Diagnostische und therapeutische
Alternativen
Termin: 05.05.-10.05.97;
Ort: Interlaken (Schweiz)
Information: Kurs- und Kongreßorganisation
SAGEM,
Postfach 969, CH-3000 Bern 7
Tel.: +41/31/3114596, Fax: +41/31/3115926

Paracelsus-Messe
Termin: 22.-25.05.97,
Ort: Zürich
Information: Gesellschaft für
Wissenschaft und Öffentlichkeit,
Klagenfurt, Österreich
Tel.: (0043) 463/504759, Fax: 5047595

Naturheilverfahren Kursblock C Kurs 1
Termin: 28.05.-01.06.97;
Ort: Bad Wörishofen
Information: Kneipp Ärztebund e.V.
Tel.: 08247/90110, Fax: 08247/90111

Massage/Ergotherapie/Rehabilitation Kurs III
Termin: 26.05.-30.05.97;
Ort: Bad Elster
Information: Arbeitsgemeinschaft der Ärzte für
Physikalische Medizin,
Prävention und Rehabilitation
Tel.: 05139/27718, Fax: 05139/27718

Juni

Internationaler Kongreß zu Themen der klassischen Naturheilkunde und der Komplementärmedizin, Berlin, 5.-8. Juni 1997

Die Europäische Gesellschaft für klassische
Naturheilkunde veranstaltet gemeinsam
mit der Coopération Européenne dans le
Domaine de la Recherche Scientifique et
Technique und teilweise auch in Kooperation mit der Deutschen Gesellschaft für
Physikalische Medizin und Rehabilitation
(zum Thema der immunologischen Wirkungen) den o.g. Kongreß. Schwerpunkte
beschäftigen sich:
- mit immunologischen Wirkungen der
  Physikalischen, der Ernährungs- und der
  Phytotherapie sowie einiger unspezifischer Behandlungen (z.B. mit artefiziellem Fieber und Eigenblut) und
- mit den psychischen und sozialen Wirkungen von Naturheilverfahren.

Zu letzteren gehören unmittelbare Einflüsse
über eine sinnliche Wahrnehmung, ein hedonisches und emotionales Erleben, aber
auch die Symbolik und Metaphorik der
»Natur«. Gleichzeitig bieten Naturheilverfahren Grundlagen für eine Selbstbefähigung des Patienten und für tragfähige Bewältigungsstrategien bei chronischen Erkrankungen und Behinderungen. Konsensuskonferenzen sollen sich mit anstehenden
Problemen der Forschung, der Bildung internationaler Forschungsstrukturen und der
Akquisition von Forschungsmitteln beschäftigen.

Wissenschaftliche Originalbeiträge werden vor allem zu den besonderen Problematiken der Naturheilkunde gebeten. Hierzu
gehören die verwendeten Heilmittel und
-verfahren selbst, die spezielle Berücksichtigung individueller (konstitutioneller) und

nosologischer Qualitäten, die Analyse einzelner Wirkprinzipien (z.B. auch der psychologischen und sozialen Wirkungen) und originelle Beiträge zur Methodologie klinischer Forschung. Weitere Auskünfte und Anmeldungen bei der Kongreß- sekretärin:

Frau Dr. med. A. Kapelle, Lehrstuhl für Naturheilkunde an der Freien Universität Berlin und Krankenhaus Moabit, Turmstr. 21, 10559 Berlin. Tel.: 030/3976-3400/3401 Fax: 3976-3409

Messe für Naturheilkunde - Naturmedizin und gesunde Lebensführung
Termin: 06.-08.06.97;
Ort: Berlin
Information: Messe Berlin GmbH
Tel.: 030/3038-3049, Fax: 3038-3032

Naturheilverfahren Kurs II
Termin: 06.06.-08.06.97;
Ort: Witten/Herdecke
Information: NIDM mbH Regensburg
Tel: 0941/54838, Fax: 0941/565331

Chirotherapie 4. Kursreihe
Termin: 04.06.-08.06.97;
Ort: Münster
Information: Akademie für ärztliche Fortbildung der Ärztekammer Westfalen-Lippe und der Kassen- ärztliche Vereinigung Westfalen-Lippe
Tel.: 0251/929-2203

Naturheilverfahren Kursblock C Kurs 2
Termin: 04.06.-08.06.97;
Ort: Bad Wörishofen
Information: Kneipp Ärztebund e.V.
Tel.: 08247/90110, Fax: 08247/90111

Naturheilverfahren Kursblock C Kurs 3
Termin: 11.06.-15.06.97;
Ort: Bad Wörishofen
Information: Kneipp Ärztebund e.V.
Tel.: 08247/90110, Fax: 08247/90111

Naturheilverfahren Kursblock C Kurs 4
Termin: 17.06.-21.06.97;
Ort: Bad Wörishofen
Information: Kneipp Ärztebund e.V.
Tel.: 08247/90110, Fax: 08247/90111

ZÄN-Seminarkongreß
Termin: 27.-29.06.97;
Ort: Düsseldorf
Information: Zentralverband der Ärzte für Naturheilverfahren e.V.
Tel.: 07441/2121, Fax: 07441/87830

Integrative Konzepte in der Onkologie
Termin: 28.6.97;
Ort: München
Information: biosynposia,
Fr. S. Dostler, Schorndorfer Str. 32, D-70734 Fellbach
Tel.: 0711/5753238, Fax.: 0711/5753256

Juli
Naturheilverfahren Kurs III
Termin: 11.07.-13.07.97;
Ort: München
Information: NIDM mbH Regensburg
Tel: 0941/54838, Fax: 0941/565331

August
Homöopathie Weiterbildungskurs A
Termin: 29.08.-31.08.97;
Ort: Witten/Herdecke
Information: NIDM mbH Regensburg
Tel: 0941/54838, Fax: 0941/565331

Chirotherapie 5. Kursreihe
Termin: 20.08.-24.08.97;
Ort: Münster
Informaton: Akademie für ärztliche Fortbildung der Ärztekammer Westfalen-Lippe und der Kassenärzt- lichen Vereinigung Westfalen-Lippe
Tel.: 0251/929-2203

Anleitung zum

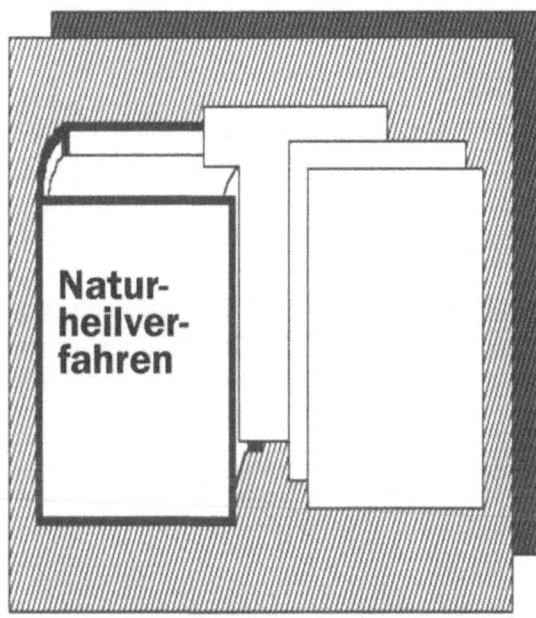

Einsortieren

Folgelieferung März 1997

Sehr geehrte Abonnentin,
sehr geehrter Abonnent,

die neueste Folgelieferung für Ihr *SpringerLoseblattSystem Naturheilverfahren*
versorgt Sie mit interessanten und nützlichen Informationen über Grundlagen,
Verfahren und Nachweissituation im Bereich Naturheilverfahren und unkonventionelle medizinische Richtungen.

Natürlich ist die beste Information aber nur dann wirkungsvoll, wenn sie auf
Abruf bereit steht. Aus diesem Grunde bitten wir Sie, die Folgelieferung entsprechend dieser Anleitung möglichst sofort einzuordnen.

So haben Sie die Sicherheit, daß nichts verloren geht, alles übersichtlich ist und
Sie immer auf dem neuesten Stand des Wissens bleiben.
Mit einem Wort: das Einsortieren bedeutet fünf Minuten Mühe, die sich lohnen!
Und so machen Sie es:

Ihr Werk, das nehmen Sie heraus:		Diese Folgelieferung, das ordnen Sie ein:	
Das Titelblatt (Schmutztitel)	2 Seiten	Das neue Titelblatt (Schmutztitel)	2 Seiten
Sektion 00, Wegweiser (1. Ordner)			
Das Inhaltsverzeichnis der Sektion 00	1 Seite	Das aktualisierte Inhaltsver- zeichnis der Sektion 00	1 Seite
Das Kapitel 00.01: »Inhaltsübersicht«	8 Seiten	Das aktualisierte Kap. 00.01: »Inhaltsübersicht«	8 Seiten
Das Kapitel 00.03: »Autorenverzeichnis«	4 Seiten	Das aktualisierte Kap. 00.03 »Autorenverzeichnis«	4 Seiten
Sektion 01, Allgemeiner Teil (1. Ordner)			
Das Inhaltsverzeichnis der Sektion 01	2 Seiten	Das aktualisierte Inhalts- verzeichnis der Sektion 01	2 Seiten
		Den neuen Beitrag 01.08 »Spezielle Forschungs- probleme Teil 3: Zur Be- deutung von Kasuistiken für die Wirksamkeitsbeurteilung medizinischer Therapien«	12 Seiten

		Das neue Kapitel 01.09 »Plazeboproblem« mit Diskussionsbemerkungen	19 Seiten
Sektion 02, Bäder-/Klimaheilkunde (1. Ordner)			
Das Inhaltsverzeichnis der Sektion 02	2 Seiten	Das aktualisierte Inhaltsverzeichnis der Sektion 02	2 Seiten
		Hinter Kapitel 02.08 das neue Gutachten: »Nachweis der Wirksamkeit von Kohlendioxidbädern« mit Kommentar	14 Seiten
Sektion 06, Elektrotherapie (1. Ordner)			
Das Inhaltsverzeichnis der Sektion 06	1 Seite	Das aktualisierte Inhaltsverzeichnis der Sektion 06	2 Seiten
		Das neue Kapitel 06.04 »Nieder- und Mittel- frequenztherapie« Teil 1: »Elektrostimulation bei Schmerzen« Teil 2: »TENS«	18 Seiten 7 Seiten
		Das neue Kapitel 06.07 »Ultraschalltherapie«	16 Seiten
		Hinter Kapitel 06.07 das neue Gutachten: »Nachweis der Wirksamkeit einer Ultraschalltherapie/ Teil 1«	9 Seiten

Sektion 15, Akupunktur (2. Ordner)			
Das Inhaltsverzeichnis der Sektion 15	2 Seiten	Das aktualisierte Inhalts- verzeichnis der Sektion 15	2 Seiten
Das Gutachten von Kapitel 15.08: »Nachweis der Wirk- samkeit von Akupunktur bei Migräne«	10 Seiten	Das aktualisierte Gutachten von Kapitel 15.08: »Nachweis der Wirksamkeit von Akupunktur bei Migräne« mit Kommentar	15 Seiten

Naturheilverfahren
und Unkonventionelle Medizinische Richtungen

Herausgegeben von M. Bühring und F. H. Kemper
unter Mitarbeit von P. F. Matthiessen

Redaktion
K. Schick

Sektionseditoren
K.-M. Braumann, F.-E. Brock, M. Buhring, E. Ernst, V. Fialka,
W. Gedeon, Chr. Gutenbrunner, G. Hildebrandt, H. Kasper,
F. H. Kemper, P. F. Matthiessen, D. M. Melchart, H. Müller-
Braunschweig, R. Saller, W. Schnizer, H. Schoberth, G. Stux,
B. Uehleke, M. Wiesenauer

Mit Beiträgen und Gutachten von
U. Abel, A. Albrecht, H. Becker, A. Bienek, R. Brandmaier,
K.-M. Braumann, H. G. Brecklinghaus, F.-E. Brock, M. Buhring,
E. Conradi, H.-E. Czetczok, B. Drews, G. Ebenbichler,
Th. Ehrensperger, C. Fassold, V. Fialka, S. Fitzek, G. Frick,
K.-W. Friedrich, M. Gaisbauer, W. Gedeon, J. Grünwald,
Chr. Gutenbrunner, R. Hansel, E. D. Hager, B. Hartmann,
M. Hartmann, G. Heisterkamp, M. Herold, G. Hildebrandt,
M. Horning, R. Holle, W.-D. Hubner, W. Jänig, R. Johnen,
R. Jutte, W. Juretzek, F. H. Kemper, T. Kersken, J. J. Kleber, H. Koch,
M. I. Korpan, H. Kraft, K. Kraft, A. Kruger, G. Kuhn, S. Lange,
D. Laudahn, D. Loew, R. Madeleyn, P. F. Matthiessen, M. Meinhold,
D. Melchart, A. Michalsen, J. Muller, H. Müller-Braunschweig,
H. Oberritter, G.-M. Ostendorf, T. Paternostro-Sluga, H.-D. Peters,
E. Piel, P. Piontek, G. Pohlmann, R. Pothmann, H. G. Pratzel,
E. Preisinger, H. Quirin, J. v. Rosen, B. Rosslenbroich, R. Saller,
M. Schedlowski, J. Schmidt, S. Schmidt, G. Schmitz, W. Schnizer,
C. Schnurer, H. Schoberth, K. Schonauer, H. Schott, R. Schuppel,
O. Schuhfried, V. Schulz, P. Selg, F. A. Stebner, K. v. Steinaecker,
N. Stiller, G. Stux, B. Uehleke, P. U. Unschuld, H. Walach, A. Walper,
P. Wenzel, J. Windeler, R. Winkler, A. Wirth, H. D. Wolfstadter

Stand: März '97

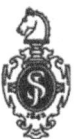

Springer-Verlag Berlin Heidelberg GmbH

Impressum

Herausgeber:
Prof. Dr. med. MALTE BÜHRING
Leiter der Klinik für Naturheilkunde
des Universitätsklinikums Benjamin Franklin
der Freien Universität Berlin; Präsident
der Europäischen Gesellschaft für Klassische
Naturheilverfahren

Univ.-Prof. em., Dr. med., Dr. h.c. mult.
FRITZ H. KEMPER
Leiter der Umweltprobenbank für Human-
Organproben/Umweltdatenbank; Präsident
des Medizinischen Fakultätentages der
Bundesrepublik Deutschland; Vorsitzender
des Vorstandes der ESCOP (European
Scientific Cooperation of Phytotherapy)

Redaktion
KARIN SCHICK

Aktuelles
Dr. SUSANNE KAMMERER, KARIN SCHICK

Projektentwicklung/Zentralredaktion
ELKE BIEBER,
Dr. med. NIKLAS STILLER
med-inform
Schneider-Wibbel-Gasse 4
40213 Düsseldorf

Technische Redaktion/Satz
KAREN FLEMING
med-inform

Visuelles Konzept
MetaDesign, Berlin

ISBN 978-3-540-62525-4
ISBN 978-3-662-25282-6 (eBook)
DOI 10.1007/978-3-662-25282-6

Geschäftliche Post bitte ausschließlich an
den Springer-Verlag, Auftragsbearbeitung
zu Händen von Frau RENATE ASSMANN
Postfach 31 13 40
10643 Berlin

Sektion 00,
Wegweiser

Inhaltsübersicht der Sektionen und ihrer Kapitel

(die mit der Folgelieferung März '97 gelieferten Beiträge sind hellblau unterlegt.)

● = Gutachten

3

Sektion 08, Phytotherapie

Folgelieferung März '97

Autoren und Editoren

ABEL, ULRICH
PD Dr. rer. nat., Dr. biol. hum., Institut für Med.
Biometrie und Informatik, Universität Heidelberg

ALBRECHT, ASTRID
Dr. med., Karlsruhe

BECKER, HANS
Prof. Dr. med., Institut für Psychotherapie und
Psychoanalyse, Heidelberg

BIENEK, ARTUR
Dr. med., Teutoburger-Wald-Klinik und
Parkklinik, Bad Rothenfelde

BRANDMAIER, ROLAND
Dr. med., Biometrisches Zentrum für
Therapiestudien GmbH, München

BRAUMANN, KLAUS-MICHAEL
Prof. Dr. med., Olympiastützpunkt Hamburg/
Kiel, Fachbereich Sportwissenschaften,
Universität Hamburg

BRECKLINGHAUS, HANS-GEORG
Dipl.-Päd., Certified Rolfer, Freiburg

BROCK, FRANZ-E.
Dr. med., Kneippianum, Bad Wörishofen

BÜHRING, MALTE
Prof. Dr. med., Universitätsklinikum Benjamin
Franklin, Klinik für Naturheilkunde,
Freie Universität Berlin

CONRADI, EBERHARD
Prof. Dr., Direktor der Universitäts- und Poliklinik
für Physikalische Medizin und Rehabilitation der
Charité, Humboldt-Universität Berlin

CZETCZOK, HANS-ERICH
Dipl.-Psych., Hiddenhausen

DREWS, BERNADETTE
Ärztin, Institut für angewandte Physiologie und
Balneologie der Albert-Ludwigs-Universität
Freiburg, Außenstelle Bad Krozingen

EBENBICHLER, GEROLD
Dr. med., Univ.-Klinik für Physikalische Medizin
und Rehabilitation, Allgemeines Krankenhaus,
Wien

EHRENSPERGER, THOMAS
Dr. med., Basel

ERNST, EDZARD
Prof., Direktor des Center for Complementary
Health Studies, University of Exeter

FASSOLD, CORNELIA
Dr. med., Berlin

FIALKA, VERONIKA
Dr. med., Univ.-Doz., Universitätsklinik für
Physikalische Medizin und Rehabilitation, Wien

FITZEK, SABINE
Dr. med., Bubenreuth

FRICK, GERHARD
Dr. med. habil., stellv. Vorsitzender der IÄA für
Ultraviolettbestrahlung des Blutes (UVB und
HOT) e.V., Greifswald

FRIEDRICH, KURT-WERNER
ehem. Leiter der Sebastian-Kneipp-Schule,
Bad Wörishofen

GAISBAUER, MARKUS
Dr. med., Chefarzt der Spezialklinik für
Naturheilverfahren, Höhenkirchen

GEDEON, WOLFGANG
Dr. med., Gelsenkirchen

GRÜNWALD, JÖRG
Dr., Berlin

GUTENBRUNNER, CHRISTOPH
Prof. Dr. med., Institut für Balneologie und
medizinische Klimatologie der Medizinischen
Hochschule Hannover

HÄNSEL, RUDOLF
Prof. Dr. rer. nat., München

HAGER, ERICH DIETER
Dr. med., Dr. rer. nat. Dipl.-Psych., Chefarzt der
BioMed Klinik, Bad Bergzabern

HARTMANN, BERND
PD Dr. med., Institut für angewandte Physiologie
und Balneologie der Albert-Ludwigs-Universität
Freiburg, Außenstelle Bad Krozingen

HARTMANN, MARGARETE
Dr. med., Balneologia Badenia, Merzhausen

HEISTERKAMP, GÜNTER
Prof. Dr., Diplom-Psychologe, Ratingen

HEROLD, MANFRED
Univ.-Doz. DDr., Univ. Klinik für Innere Medizin,
Innsbruck

HILDEBRANDT, GUNTHER
Prof. Dr. med., Institut für Arbeitsphysiologie und
Rehabilitationsforschung, Marburg

HÖRNING, MARTIN
Dr. med., Steinheim

HOLLE, ROLF
PD Dr., GSF-Forschungszentrum für Umwelt und
Gesundheit, medis-Institut, Oberschleißheim

HÜBNER, WOLF-DIETRICH
Dr. med., Berlin

JÄNIG, WILFRID
Prof. Dr. med., Physiologisches Institut,
Christian-Albrechts-Universität, Kiel

JOHNEN, ROLF
Dr. med., Psychosomatische Klinik, Schömberg

JÜTTE, ROBERT
Prof. Dr. phil., Leiter des Instituts der Geschichte
der Medizin der Robert-Bosch-Stiftung, Stuttgart

JURETZEK, WILTRUD
Dr. med., Karlsruhe

KASPER, HEINRICH
Prof. Dr. med., Medizinische Universitätsklinik,
Würzburg

KEMPER, FRITZ H.
Prof. Dr. med., Dr. h.c., Umweltprobenbank für
Human-Organproben, Westf. Wilhelms-
Universität, Münster

KERSKEN, THOMAS
Arzt, Düsseldorf

KLEBER, JOHANN JOSEF
Dr. med., Ebersberg

KOCH, HERBERT
Dr. med., Teutoburger-Wald-Klinik und
Parkklinik, Bad Rothenfelde

KORPAN, MARTA I.
Dr. med., Abt. für Physikalische Medizin und
Rehabilitation, Universitätsklinik Wien

KRAFT, HARTMUT
Dr. med., Köln

KRAFT, KARIN
PD Dr. med., Med. Universitäts-Poliklinik der
Rheinischen Friedrich-Wilhelms-Universität, Bonn

KRÜGER, ARND
Prof. Dr. phil, Institut für Sportwissenschaften,
Universität Göttingen

KÜHN, GUNHILD
Dr. med., Universitätsklinikum Benjamin Franklin,
Klinik für Naturheilkunde, Freie Universität Berlin

LANGE, STEFAN
Dr. med., Abteilung für Medizinische Informatik,
Biometrie und Epidemiologie, Ruhr-Universität
Bochum

LAUDAHN, DIRK
Arzt, Berlin

LOEW, DIETER
Prof. Dr. Dr. med., Wuppertal

MADELEYN, RENÉ
Dr. med., Leitender Pädiater der Filderklinik,
Filderstadt-Bonlanden

MATTHIESSEN, PETER F.
PD, Dr. med., Medizinische Fakultät, Universität
Witten/Herdecke

MEINHOLD, MATTHIAS
Dr. med., Dipl.-Phys., Nürnberg

MELCHART, DIETER
Dr. med., Münchner Modell zur Integration von
Naturheilverfahren in Forschung und Lehre,
Universität München

MICHALSEN, ANDREAS
Dr. med., Berlin

MÜLLER, JENNY
Dr. med., Hannover

MÜLLER-BRAUNSCHWEIG, HANS
Prof. Dr. med., Wettenberg-Launsbach

OBERRITTER, HELMUT
Dr. rer. nat., Dipl. Ernährungswissenschaftler,
Hünstetten-Limbach

OSTENDORF, GERD-MARKO
Dr. med., Wiesbaden

PATERNOSTRO-SLUGA, TATJANA
Dr. med., Abt. für Physikalische Medizin und
Rehabilitation, Universitätsklinik Wien

PETERS, HANS-DIETER
Prof. Dr. med., Pharmakologisches Institut,
Medizinische Hochschule Hannover

PIEL, EDGAR
Dr., Institut für Demoskopie,
Allensbach, Allensbach am Bodensee

PIONTEK, PETER
Dr., Projektträgerschaft Forschung im Dienste der
Gesundheit, Bonn

PÖHLMANN, GÜNTER
PD Dr. med., Klinik für Innere Medizin III der
Friedrich-Schiller-Universität Jena

POTHMANN, RAYMUND
Dr. med., Leitender Arzt des Sozialpädiatrischen
Zentrums, Ev. Krankenhaus, Oberhausen

PRATZEL, HELMUT G.
Prof. Dr. Dr., Institut für medizinische Balneologie
und Klimatologie, München

PREISINGER, ELISABETH
Dr. med., OA, Universitätsklinik für Physikalische
Medizin und Rehabilitation, Wien

QUIRIN, HERBERT
Dr. med., Ärztlicher Leiter der Klinik
Bad Rippoldsau

ROSEN, JÜRGEN FREIHERR VON
Dr. med., Kurklinik f. naturgemäße Ganzheits-
behandlung, Gersfeld

ROSSLENBROICH, BERND
Dr. med. vet., Medizinische Fakultät der
Universität Witten/Herdecke

SALLER, REINHARD
Prof. Dr. med., Department Innere Medizin,
Abteilung Naturheilkunde, Universitätsspital
Zürich

SCHEDLOWSKI, MANFRED
PD Dr., Abteilung Medizinische Psychologie und
Klinische Immunologie der Medizinischen
Hochschule Hannover

SCHMIDT, JÜRGEN
Dr. phil., Klinik Schömberg

SCHMIDT, SÖREN
Dr. rer. nat., Klinik für Tumorbiologie,
Freiburg/Breisgau

SCHMITZ, GREGOR
Dr. med., Balve

SCHNIZER, WOLFGANG
Prof. Dr. med., München

SCHNÜRER, CRISTOF
Dr. med., Leiter der Inneren Abteilung,
Gemeinschaftskrankenhaus Herdecke

SCHOBERTH, HANNES
Prof. Dr. med., Ostseeklinik Damp

SCHONAUER, KLAUS
Dr. med., Dr. phil., Psychiatrische
Universitätsklinik Münster

SCHOTT, HEINZ
Prof. Dr. Dr., Medizinhistorisches Institut der
Universität Bonn

SCHUHFRIED, OTHMAR
Dr. med., Universitätsklinik für Physikalische
Medizin und Rehabilitation Wien

SCHÜPPEL, REINHART
Dr. med., Blaustein

SCHULZ, VOLKER
Prof. Dr. med., Berlin

SELG, PETER
Dr. med., Abtlg. für Jugendpsychiatrie des
Gemeinschaftskrankenhauses Herdecke

STEBNER, FRANK A.
RA, Dr. jur., Salzgitter

STEINAECKER, KAROLINE V.
Atem- und Leibpädagogin, Berlin

STILLER, NIKLAS
Dr. med., Düsseldorf

STUX, GABRIEL
Dr. med., Düsseldorf

UEHLEKE, BERNHARD
Dr. med. Dr. rer. nat., Kneipp-Werke, Würzburg

UNSCHULD, PAUL U.
Prof. Dr., Institut für Geschichte der Medizin,
Universität München

WALPER, ANDREAS
Dr. med., Berlin

WALACH, HARALD
Dr. phil. Dipl.-Psych., Abt. Rehabilitations-
psychologie der Universität Freiburg

WENZEL, PETRA
Dr. med., Vethem

WIESENAUER, MARKUS
Dr. med., Universität Göttingen

WINDELER, JÜRGEN
PD Dr. med., Institut für Medizinische Biometrie
und Informatik, Universität Heidelberg

WINKLER, RUDOLF
Dr., Univ. Doz., Paracelsus-Institut, Bad Hall,
Österreich

WIRTH, ALFRED
Prof. Dr. med., Ärztlicher Direktor der
Teutoburger-Wald-Klinik und Parkklinik,
Bad Rothenfelde

WOLFSTÄDTER, HANS DIETER
Wiss. Mitarbeiter, Universitätsklinikum Benjamin
Franklin, Klinik für Naturheilkunde,
Freie Universität Berlin
....

Sektion 01,
Allgemeiner Teil

Editor: M. Bühring

Bedeutung von Kasuistiken für die Wirksamkeitsbeurteilung medizinischer Therapien

Kasuistiken haben in der Medizin, sei es nun in der Diagnostik oder der Therapeutik, eine lange Tradition. Insgesamt scheint heute jedoch unter Medizinern eine beträchtliche Unsicherheit zu herrschen, welchen Status und Wert Einzelbeobachtungen im medizinischen Erkenntnisprozeß besitzen.

Stichworte: Beurteilungskriterien für Kasuistiken; biometrisch geplante Einzelfallstudien; Bedeutung der Spontanremissionsrate für den Wirksamkeitsnachweis durch Einzelfälle. Illokutionäre Komponente und metawissenschaftliche Deutung von Kasuistiken. Literatur. Zusammenfassung

ULRICH ABEL

Einleitung

Bis weit ins 19. Jahrhundert waren Kasuistiken, d.h. mehr oder weniger detaillierte Beschreibungen von Einzelfällen, die einzige praktizierte Möglichkeit, die Wirksamkeit einer Therapie zu belegen und zu dokumentieren. Für manche Therapieformen, wie z.B. die Krebsbehandlung mit MBV (mixed bacterial vaccines; siehe NAUTS 1990 und die dort angegebene Literatur) oder die operative Behandlung des Mammakarzinoms (WINIWARTER 1878) wurden außerordentlich eindrucksvolle Fallsammlungen angelegt. Die Einsicht, daß zur Bewertung einer Therapie oder eines diagnostischen Verfahrens geplante, kontrollierte klinische Studien erforderlich sind, hat sich erst in diesem Jahrhundert durchge-

> **Dieser Beitrag zeigt Ihnen:**
> - die Beurteilungskriterien für Kasuistiken,
> - die Rolle von Kasuistiken im medizinischen Erkenntnisprozeß,
> - die illokutionäre Komponente von Kasuistiken,
> - die metawissenschaftliche Deutung von Kasuistiken.

setzt (BULL 1959, POCOCK 1982), und sie ist auch heute noch nicht unumstritten (z.B. HERON 1986). Ganz besonders gilt dies für den Bereich der unkonventionellen (»parallelen«) Methoden in der Medizin, wo Erfolge in Ermangelung klinischer Studien zumeist an Einzelfällen festgemacht werden.

Deutlich wird dies z.B. dann, wenn auch »Schulmediziner« und sogar Autoren, die sich ausdrücklich kritisch zur Bedeutung von Einzelfallberichten für die Therapiebeurteilung äußern (NAGEL und SCHMÄHL 1984), im Zuge der Verteidigung eines Paradigmas (hier: der lebensverlängernden Wirkung zytostatischer Chemotherapie bei Patienten mit fortgeschrittenen Karzinomen) auf die Argumentation mit Einzelfällen zurückgreifen (ILLIGER 1989, SCHMOLL 1989, Schmähl 1991, SENN 1991).

Thema dieser Arbeit ist die Analyse der Bedeutung von Kasuistiken für die Wirksamkeitsbeurteilung medizinischer Therapien. Die Rede ist dabei stets von Berichten über Einzelbeobachtungen der Wirkungen einer bestimmten medizinischen Behandlung T gegen eine Krankheit K (im Sinne einer Indikationsstellung). Die Beispiele sind, meinem Arbeitsgebiet entsprechend, durchweg der Onkologie entlehnt.

....

Beurteilungskriterien für Kasuistiken

Unter dem Begriff der Kasuistik (der Einzelbeobachtung, des Fallberichts) werden schriftliche oder mündliche Darlegungen zusammengefaßt, die in Typus und Aussagekraft sehr heterogen sind. Vermutlich hat der durch diese Vieldeutigkeit bedingte Mangel an begrifflicher Präzision in der Vergangenheit zur Verwirrung über den Status und die Bedeutung der Kasuistiken beigetragen. Es soll hier nicht der Versuch unternommen werden, zu einer konsensfähigen Abgrenzung oder Definition des Begriffs der Kasuistik zu gelangen. Wesentliche Merkmale scheinen zu sein, daß entweder eine ausführliche Dokumentation des Verlaufs der Krankheit (unter Therapie) bei einem oder mehreren Patienten gegeben wird oder daß über Beobachtungen oder Untersuchungen an Patienten berichtet wird, ohne expliziten oder statistischen Bezug auf eine wohldefinierte Gesamtheit, aus der die Patienten stammen. Eine Unterscheidung der in der Literatur vorkommenden Arten von Fallberichten, vor allem in Hinblick auf den Wert der Bericht enthaltenen Information für die Wirksamkeitsbeurteilung, läßt sich anhand mehrerer Kriterien vornehmen:

Die bereits vorliegende Evidenz für die Wirksamkeit von T

Klammern wir die Problematik des Wirksamkeitskriteriums für T zunächst aus, so ist vor allem zu unterscheiden, ob es sich um eine etablierte Therapie handelt oder um eine experimentelle, neue, vielleicht gar erstmalig am Menschen eingesetzte Behandlung, an deren Entwicklung oder Popularisierung der Urheber des Fallberichts beteiligt ist.

Die bekannten Therapien sind weiterhin einzuteilen in die etablierten, d.h. von der Schulmedizin akzeptierten (von Krankenkassen erstatteten) und in solche, deren Wirksamkeit als fraglich angesehen wird. Man beachte, daß die generelle Akzeptanz einer Therapie – heute ebenso wie in der früheren Zeit – keineswegs voraussetzt, daß gute Evidenz für die Wirksamkeit vorliegt, wie die an therapeutischen Irrwegen reiche Medizingeschichte belegt (eine Füll von Beispielen findet sich bei EDERER 1977 sowie SKRABANEK und MCCORMICK 1990).

Die getroffenen Unterscheidungen sind insofern wichtig, als sie, wie wir noch sehen werden, sowohl die Aussagkraft des Fallberichts als auch seine Rolle (die intendierte ebenso wie die tatsächliche) beeinflussen.

Der Kontext der Beobachtung.

Hier ist zunächst zu differenzieren, ob der Einzelfall Teil einer prospektiven Studie (mit schriftlichem Protokoll) war oder nicht. Zum ersteren Fall wird man auch die biometrisch geplanten Einzelfallstudien rechnen, für die sich mehrere Autoren zu Recht eingesetzt haben (ÜBERLA 1981; GUYATT et al. 1986, MCLEOD et al. 1986; siehe auch PETERMANN 1989); sie kommen vor allem dann in Frage, wenn die erwarteten Behandlungseffekte nach Absetzen der Therapie rasch und vollständig abklingen, so daß eine Wiederholung des Versuchs und – je nach Art der Behandlung – unter Umständen sogar eine randomisierte Doppelblindstudie an einem einzigen Patienten möglich ist.

Wenn die in einer Kasuistik beschriebenen Anwendungsfälle von T retrolektiv aus einem größeren Kollektiv P behandelter Patienten ausgewählt wurden, so ist zu unterscheiden, ob die Anwendung von T und damit die Auswahl von P nach präzise festgelegten Kriterien erfolgte oder nicht. Ein spezielles Beispiel für ein exaktes Anwendungskriterium in einer retrolektiven Auswertung liegt vor, wenn in einer Klinik ab einem bestimmten Zeitpunkt die Behandlung der Krankheit K generell auf T umgestellt wurde.

Die Qualität des Berichts

Die Bedeutung dieses Kriteriums ist evident. Bezüglich der Detailliertheit der Kasuistik reicht die Spannweite der in der Literatur anzutreffenden Fallberichte von der bloßen Erwähnung der Beobachtung positiver verlaufener Einzelfälle bis hin zur ausführlichen, nachvollziehbaren, womöglich extern begutachteter Dokumentation des Behandlungserfolgs. Was die Beschreibung der Behandlungsmodalitäten betrifft, so reicht sie von der alleinigen namentlichen Nennung der Therapieform bis zur genauen Spezifikation des Vorgehens, die eine Reproduktion des Versuchs grundsätzlich möglich macht. Im Falle der retrolektiven Auswahl schließlich hängt die Wertigkeit des Berichts davon ab, ob die Selektion des Einzelfalls nachvollziehbar ist und inwie-

weit er hinsichtlich seiner prognosti-
schen Charakteristika eine Sonderstellung ein-
nimmt. Dies beinhaltet genaue Angaben
über alle vom Berichterstatter behandelten Patienten mit der fraglichen Krankheit, ebenso wie über die Merkmale der
hervorgehobenen Einzelfälle.

....

Die Rolle von Kasuistiken im medizinischen Erkenntnisprozeß

Bei den Ausführungen zu diesem Punkt
wollen wir uns auf die tatsächliche erkenntnistheoretische Bedeutung der
Fallberichte beschränken; auf die mit
dem Bericht verbundenen Intentionen
gehen wir später ein. Die Aussagekraft
von Kasuistiken hängt zunächst vom
Wirksamkeitskriterium für die Behandlung ab. Als Maßstab für den Behand-
lungserfolg kommen in der Hauptsache
Zielgrößen in Betracht, die das Allge-
meinbefinden, den unmittelbaren beobachtbaren Rückgang der Krankheit, die
Dauer dieses Rückgangs und die Lebensdauer der Patienten beschreiben.

Generell ist festzustellen, daß selbst
scheinbar dramatische Beobachtungen in
Einzelfällen nur dann relevant sind,
wenn sie bei unbehandelten (oder mit
Plazebo behandelten) Patienten in der-
selben Situation höchstens ausnahms-
weise vorkommen. Die Frequenz, mit
der entsprechende Erfolge bei unbehandelten Patienten zu verzeichnen sind, ist

unabdingbarer Bestandteil der Bewertung des Einzelfalls und sollte vom Berichterstatter möglichst mit angegeben
werden, sofern er sich nicht darauf berufen kann, daß diese Information zum
medizinischen Allgemeinwissen gehört.

Daß Versäumnisse in diesem Fall
schwerwiegende Folgen haben können,
zeigt das Beispiel der retrolentalen Fibro-
plasie zu Beginn der 50er Jahre, bei der
man aufgrund der feststellbaren Erfolge
der Therapie mit adrenocorticotropem
Hormon lange Zeit medizinisch in die
Irre gelaufen ist, da nicht bekannt war,
daß sich die Erkrankung in der Mehr-
zahl der Fälle spontan zurückbildet
(SILVERMAN 1977).

Aus dem Gesagten folgt sofort, daß
eine Besserung des *Allgemeinbefindens* im
Einzelfall nicht per se für die Therapie
spricht, da nicht abzuschätzen ist, welche
Rolle der Arzteinfluß (»Plazebo-Effekt«)
in diesem Fall gespielt hat (BLACKWELL et
al. 1972, LEWITH 1987, SKRABANEK u.
MCCORMICK 1990, S. 3ff). Ebensowenig
Aussagekraft besitzen (sogar zweifelsfrei
dokumentierte) Beobachtungen von Remissionen oder Messungen der Remissi-
onsdauer oder der Überlebenszeit, *es sei
denn,* die fraglichen Phänomene sind bei
unbehandelten Patienten nicht oder nur
äußerst selten zu beobachten. Zum Beispiel scheitert – von spektakulären Fällen
abgesehen – der Hinweis auf lange
Überlebenszeiten einzelner Krebspatien-
ten unter einer Behandlung T am Ein-

wand des Skeptikers, daß solche Beobachtungen auch bei unbehandelten Patienten gemacht werden (z. B. BLOOM et al. 1962, NOLTENIUS und TETZNER 1984). Die genannte Einschränkung wird wohl zuweilen übersehen, was zur verbreiteten Geringschätzung von Kasuistiken beigetragen haben dürfte (NAGEL und SCHMÄHL 1984, BYAR 1988).

Während sich nämlich Kasuistiken für die *Schätzung* von Therapieeffekten nicht eignen und die Befunde nicht verallgemeinerbar sind, kann es in der Tat durchaus möglich sein, auf ihrer Grundlage einen validen statistischen Test gewisser Hypothesen über die Wirksamkeit durchzuführen.

Nehmen wir, um dies an einem konstruierten Beispiel zu erläutern, an, eine Überlebensdauer von zehn Jahre träte bei unbehandelten Patienten mit gesichertem metastasiertem Bronchialkarzinom, unabhängig von allen bekannten Patientencharakteristika, mit einer Wahrscheinlichkeit von alpha auf (vermutlich liegt alpha weit unter 1:1.000). Dann könnte man aufgrund der Beobachtung einer mehr als zehnjährigen Überlebenszeit bei einem mit T behandelten Patienten die Nullhypothese der Wirkungslosigkeit von T auf dem Niveau alpha ablehnen, unabhängig davon, daß ansonsten über die Qualität von T nicht ausgesagt werden kann. Diese Betrachtung unterstellt freilich strenggenommen, daß nur ein Patient

(gewissermaßen in einem prospektiven Einzelfallversuch) mit T behandelt wurde, da sonst das Signifikanzniveau für die Multiplizität der Testung korrigiert werden müßte. Ob eine solche Korrektur die Testentscheidung beeinflußt, hängt ab vom gewählten Signifikanzniveau, vom p-Wert der Testung und vom Umfang der mit T behandelten Patientengesamtheit, aus der der Einzelfall gewählt wurde.

So beobachteten z.B. KÖLMEL et al. (1991) in einer Phase-I-Studie von Vaccineurin bei 15 Patienten mit metastasierendem malignem Melanom drei vollständige Remissionen. Nun kommen Spontanremissionen beim malignen Melanom zwar gelegentlich vor, doch handelt es sich zumindest bei metastasierter Erkrankung um ein relativ seltenes Ereignis: BODURTHA et al. (1976) zitieren fünf Beobachtungsserien, in denen Inzidenzraten für Spontanregressionen von 1:174 bis 1:1.190 gefunden wurden. Überträgt man dies auf die Studie von KÖLMEL et al., so kann man selbst unter Zugrundelegung der höchsten der angegebenen Raten die antineoplastische Wirkung von Vaccineurin bei diesem Tumor als etabliert betrachten ($p=0,00016$; zweiseitiger Test auf der Grundlage der Binomialverteilung B [15;1:174]).

Kasuistiken können somit, auch wenn dies zumeist nur in bezug auf Ereignisse zutrifft, die auf individueller

Ebene beobachtbar sind (Beispiel Tumoremissionen), durchaus Evidenz dafür liefern, daß eine Therapie der Nichtbehandlung überlegen ist, das heißt daß sie *überhaupt* eine Wirksamkeit im Sinne des Zielkriteriums aufweist. (Dies sei freilich nicht als Anregung verstanden, die Prüfung einer neuen Therapie anhand eines einzelnen Therapieversuchs vorzunehemen, denn in einem solchen methodischen Grobsieb mit seiner geringen statistischen Trennschärfe würden mögliche Therapiefortschritte, wenn sie nicht gerade spektakulär sind, natürlich nicht hängenbleiben.) Kasuistiken können damit, wenn es sich um eine neuartige Therapie handelt, ein Rational für weitergehende Untersuchungen liefern. Allerdings lassen sich günstig verlaufene Einzelfälle nur dann in der geschilderten Weise zugunsten einer Therapie T interpretieren, wenn mindestens sechs Voraussetzungen erfüllt sind:

- T ist präzise beschrieben.
- Die Diagnose der mit T behandelten Patienten ist gut dokumentiert und nachprüfbar.
- Bei den positiven Einzelfällen sind alle Vorbehandlungen dokumentiert; die »Erfolge« der Therapie T sind präzise definiert, objektiv gemessen und einer Nachprüfung zugänglich.
- Bei den Einzelfällen darf keine andere Therapie gleichzeitig oder vorher verabreicht worden sein, die für die Erfolge verantwortlich sein könnte.
- Die Gesamtheit der vom Berichterstatter in einem bestimmten Zeitraum behandelten Patienten ist. genau bekannt und dokumentiert
- Es existieren brauchbare Informationen über die maximale Häufigkeit der Erfolge bei unbehandelten Patienten.

Diese Bedingungen sind angelehnt sich an die Kriterien für »best-case series«, die das NCI für die Evaluation von unkonventionellen Krebstherapien zugrundegelegt hat (THE OFFICE OF TECHNOLOGY ASSESSMENT 1990; HAWKINS und FRIEDMAN, 1992). Man beachte, daß durch die beiden letzten Kriterien, die einen statistischen Bezug beinhalten, der Einzelfallcharakter quasi im Nachhinein teilweise aufgehoben wird. Dies ist freilich unumgänglich, wenn die Einzelfälle für Inferenzen (Schlußfolgerungen statistischer Art) über die Wirksamkeit – die ja statistische Terme beinhalten (siehe ABEL und WINDELER 1996) – verwendet werden sollen.

Im Falle der zitierten Studie von KÖLMEL et al. waren sämtliche aufgeführten Kriterien erfüllt. Dabei ist für die Interpretation der Ergebnisse nicht entscheidend und erforderlich, daß es sich hier um eine prospektive Studie mit schriftlichem Protokoll handelte.

Nicht ersetzen können Fallberichte hingegen eine fehlende wissenschaftliche Grundlage für die Anwendung einer etablierten Therapie, und die Beobachtung positiver Einzelfälle entbindet den Therapeuten nicht von der Pflicht, sich zu vergewissern, daß die von ihm eingesetzten oder geplanten Therapiemaßnahmen sich in vorausgehenden Studien bewährt haben. So rechtfertigen die zugunsten der Chemotherapie fortgeschrittener Karzinome angeführten Einzelfälle (HOSSFELD 1990, SCHMÄHL 1991, SENN 1991) für sich genommen keineswegs den Einsatz der Therapie: Wegen der Toxizität der zytostatischen Therapie erschließt sich ihr Nutzen nicht aus einem möglichen Vorteil einzelner Patienten oder einer nicht von vornherein bestimmbaren Untergruppe (z.B. der Responder), der ja u.U. ein bei anderen Patienten angerichteter Schaden gegenüberzustellen ist (ABEL 1995).

Vielmehr ist der Wert einer toxischen Therapie, sei es nun für die Lebensdauer oder das Befinden der Patienten, generell in einer kontrollierten (möglichst einer randomisierten) Studie zu zeigen, und er ist an der Gesamtheit der behandelten Patienten zu dokumentieren. Diese Auffassung wird im übrigen nicht nur von wissenschaftlichen Zeitschriften geteilt (ANDERSON et al. 1985), sondern er wird z.B. auch von der amerikanischen Gesundheitsbehörde FDA (JOHNSON und TEMPLE 1985) vertreten, die den Hinweis auf den Überlebenszeitvorteil der Responder unter einer Krebstherapie als Evidenz für günstige Einwirkungen der Therapie auf die Lebensdauer der Patienten ablehnt.

Im übrigen muß trotz anderslautender Beteuerungen mancher Therapeuten bezweifelt werden, ob es im Falle einer etablierten Therapie T ohne Wirksamkeitsnachweis aus Studien überhaupt möglich ist, die Behandlungsentscheidung auf Kasuistiken zu gründen. Man darf doch unterstellen, daß der verantwortlich behandelnde Therapeut zumindest eine Erwartung an die Wirkung der Behandlung knüpft. Ohne eine solche begründete Erwartungshaltung wäre die Behandlung, zumal wenn sie Nebenwirkungen aufweist und nicht kostenlos ist, sogar juristisch bedenklich. Die Erwartung hinsichtlich des Effekts und – mehr noch – hinsichtlich der Relation zwischen möglichem Nutzen und Schaden kann offenbar nur das Produkt der Betrachtung und Bewertung früherer in gleicher oder ähnlicher Weise behandelter Patienten sein. Sie beruht auf Beobachtungen von Therapieerfolgen bzw. -mißerfolgen, und sie ist nur so gut begründet und als Entscheidungsbasis nur so solide, wie es die Analyse der vorliegenden Daten ist.

Dabei kann sich der Arzt in seiner Erwartungshaltung nicht auf die Identität der Merkmale eines neu aufgenommenen Patienten mit einem einzigen früher behandelten Patienten berufen, da er der kritischen Frage, wieviele Mißerfolge er bei gleich gelagerten Fällen zu verzeichnen hatte, nur durch eine Auswertung eines Kollektivs von Patienten begegnen kann (es sei denn, er räumt ein, über keine Erfahrungsbasis mit der Therapie zu verfügen). Dies bedeutet aber, daß sich die Therapieentscheidung, wenn sie rational begründet sein will, letztlich doch auf die Auswertung größerer Patientenkollektive, im günstigen Fall auf die von Biometrikern geforderte randomisierte Studie stützen muß.

Zugespitzt formuliert läuft somit das soeben vorgetragene Argument darauf hinaus, daß Ärzte, die sporadische Beobachtungen von Behandlungserfolgen als Basis einer Therapieentscheidung angeben, sich entweder dem Vorwurf aussetzen, unverantwortlich zu handeln, oder aber sich möglicherweise über die tatsächlichen Grundlagen ihres Handelns nicht im klaren sind.

....

Die illokutionäre Komponente von Kasuistiken

Einzelfallberichte haben, ähnlich wie Publikationen wissenschaftlicher Studien, zweifellos die Aufgabe, Informationen zu vermitteln. Dabei kann es sich z.B. um Erkenntnisse über die Anwendungsmodalitäten, die Wirkungsweise, die Wirkungen oder Nebenwirkungen einer Therapie handeln oder um Vorschläge für das Vorgehen beim Auftreten von Komplikationen. Wie fast alle schriftlichen oder mündlichen Äußerungen stellen Fallberichte aber auch einen illokutionären Akt dar, sie haben den Charakter einer Handlung, die einen Effekt auf den Leser haben will und hat (SEARLE 1974).

Bei der Analyse dieser illokutionären Komponente sind zwei Ebenen zu unterscheiden: auf der ersten Ebene kann man versuchen, den Handlungscharakter der Mitteilung selbst zu beschreiben. Hier stehen eine ganze Reihe sprachlicher Ausdrücke zur Verfügung. Es sind dies die Formulierungen, die man wählen wird, wenn man über den Fallbericht im Rahmen einer Zusammenschau vorliegender Erkenntnisse (»overview«) spricht, z.B. »X berichtete über schwere Nebenwirkungen unter T ...«, »X gab an, daß ...« oder, unter Weglassung des expliziten Bezugs auf die Handlung des Berichtens: »X beobachtete ...«, »X stellte bei einem Patienten ... fest«.

Neben dieser oberflächlichen Handlungsebene gibt es eine zweite, tieferliegende, die nicht den Akt des Informierens betrifft, sondern auf der es darum geht, welche Wirkungen der Autor des Fallberichts bewußt oder unbewußt erzielen will. (Zumeist geht es auf dieser Ebene, anders als beim Informationsaspekt, um die Therapie an sich, nicht um ihre Details. Vermutlich sind aber die beiden Handlungsebenen eines Fallberichts nicht scharf voneinander zu trennen.) Sofern diese Handlung nicht explizit im Fallbericht selbst angegeben ist, bewegt man sich beim Versuch, sie treffend zu beschreiben, unvermeidlich auf schwankendem Grund, denn eine solche Beschreibung setzt voraus, daß man die Intentionen des Autors und ihre Hintergründe richtig einzuschätzen vermag. In Betracht kommen beispielsweise die Handlungmotive Empfehlung oder Werbung für die Therapie T, Warnung vor T, Rechtfertigung oder Absicherung des Einsatzes von T, Schaffung einer zitierfähigen Referenz o.ä.

Die Art der mit dem Fallbericht vollzogenen Handlung ist nicht zuletzt für die Einschätzung seiner Aussagekraft und für die Argumentation mit dem Urheber von Bedeutung. Nehmen wir z.B. an, ein Autor schreibt: »In Einzelfällen werden mit der Therapie T positive Wirkungen (Lebensverlängerungen) erzielt«, und unterstellen wir, daß er damit offenkundig seinen Einsatz von T zu rechtfertigen versucht. Dann ist klar, daß hier in Wirklichkeit »Einzelfälle« mit der Konnotation der Seltenheit nicht gemeint sein können (siehe die Diskussion zu Punkt 2 oben). Vermutlich wird man daher den Autor argumentativ in Verlegenheit bringen, wenn man ihm etwa zu bedenken gäbe, daß ein Erfolgsfall auf 10.000 behandelte Patienten ja nicht für T spräche. Diesem Einwand wird er nur dadurch begegnen können, daß er entweder vage den Ausnahmecharakter der Einzelbeobachtung bestreitet (dieses Argument macht auch wegen der darin enthaltenen Kontradiktion keinen guten Eindruck) oder indem er eben doch als Basis für seine Argumentation präzise Angaben zur relativen Häufigkeit der mit T erzielbaren Erfolge macht.

....

Die metawissenschaftliche Deutung von Kasuistiken

In diesem Punkt geht es nicht um den Informationsgehalt eines Fallberichts oder um die Beschreibung der damit vollzogenen Handlung, sondern es geht um die Frage, was man aus der Tatsache, daß dieser Bericht publiziert wurde, über den Verfasser des Berichts, die Therapie oder gar den Erkenntnisstand der jeweiligen medizinischen Teildisziplin schließen kann.

Zum Teil gründet sich diese Deutung natürlich auf die Analyse der illokutionären Komponente der Publikation. Daß sie darüber noch hinausgehen kann, wird deutlich an Einzelfallberichten über Erfolge einer bekannten, weithin verbreiteten Therapie, für welche kein Wirksamkeitsnachweis aus gut geplanten Studien existiert. In einem solchen Fall – er trifft auf manche konventionelle und unkonventionelle Krebstherapien zu –, dient der Bericht auch und vor allem als Rechtfertigung der Anwendung.

Diese Art der Rechtfertigung läßt eine sehr pointierte Deutung zu: Entweder hat sich der Verfasser des Berichts nicht die Mühe gemacht, die Therapie zu evaluieren, oder der Bericht ist als implizites Eingeständnis der Erfolgslosigkeit der Therapie zu werten. (Als erfolglos wäre auch eine Therapie zu bezeichnen, die zwar gelegentliche Erfolge zu erzielen vermag, jedoch in einer so geringen Frequenz, daß dies für die Gesamtheit der behandelten Patienten irrelevant ist.) Die bloße Feststellung der Existenz positiver Therapiewirkungen von T ist für die Bewertung des Nutzens einer Therapie nicht interessanter als zum Beispiel – um eine Analogie zu bemühen – die Existenz von Spontanremissionen für die Prognose der Patienten insgesamt. Um Einzelfallbeobachtungen als relevant für die Gesamtheit der Patienten bezeichnen zu können, muß man zumindest eine ungefähre Vorstellung von ihrer Häufigkeit haben, womit sie durch ihren statistischen Bezug auf ein wohldefiniertes Kollektiv den Charakter eines »Einzelfalls« jedoch verlieren. Bemerkenswerterweise läßt der vermeintlich positive Bericht entgegen der Absicht seines Verfassers in jedem Fall die negative Interpretation zu, daß der Autor über keine Evidenz für positive Therapiewirkungen verfügt. In diesem Sinn ist eine Warnung an die Autoren von Fallberichten durchaus angebracht.

Man kann die Betrachtung noch etwas weiter treiben. Nehmen wir an, K sei eine lebensbedrohliche Krankheit, und unterstellen wir, gegen K sei eine Standardbehandlung T1 verfügbar, die sich in umfangreichen klinischen Studien als lebensverlängernd erwiesen hat. In dieser Situation werden Ärzte gewiß zögern, einem Patienten anstelle von T1 eine Alternative T2 anzuraten, für die lediglich günstige Erfahrungen in Einzelfällen vorliegen, denn sie müßten mit dem auch juristisch relevanten Vorwurf rechnen, dem Patienten die bestmögliche Therapie vorzuenthalten. Immer dann, wenn zu beobachten ist, daß der Einsatz unterschiedlicher Therapien gegen eine spezielle Krankheit K mit Bezug auf Erfolge in Einzelfällen gerechtfertigt wird, ist dies folglich als Indiz dafür zu werten, daß keine Therapie bekannt ist, deren Wirksamkeit in aussagefähigen Studien nachgewiesen wurde.

....

Literatur

ABEL, U. (1995): *Chemotherapie fortgeschrittener Karzinome – eine kritische Bestandsaufnahme. 2. Auflage Hippokrates Verlag, Stuttgart.*

ABEL, U., WINDELER, J. (1996): *Erkenntnistheoretische Aspekte klinischer Studien. 2. Die Wirksamkeit medizinischer Therapien. Internistische Praxis 36, 375 - 90*

ANDERSON, J.R., CAIN, K.C., GELBER, R.D., GELMAN, R.S. (1985): *Analysis and interpretation of the comparison of survival by treatment outcome variables in cancer clinical trials. Cancer Treatment Rep. 69, 1139-44*

BLACKWELL, B., BLOOMFIELD, S.S., BUNCHER, C.R. (1972): *Demonstration to medical students of placebo responses and non-drug factors.* Lancet i, 1279-82

BLOOM, H.J.G., RICHARDSON, W.W., HARRIES, E.J. (1962): *Natural history of untreated breast cancer.* Brit. Med. J. 28, 213-221

BODURTHA, A.J., BERKELHAMMER, Y., KIM, H. et al. (1976): *A clinical, histologic and immunologic study of a case of metastatic malignant melanoma undergoing spontaneous remission.* Cancer 37, 735-42

BULL, J.P. (1959): *The historical development of clinical therapeutic trials.* J. Chron. Dis. 10, 218-48

BYAR, D.P. (1988): *The use of data bases and historical controls in treatment comparisons. In: H. Scheurlen, R. Kay, M. Baum (Hrsg.): Cancer Clinical Trials: A Critical Appraisal.* Springer-Verlag, Berlin - Heidelberg; S. 95-98

EDERER, F. (1977): *The randomized clinical trial. In: Phillips, C.L. (ed.): Clinical practice and economics.* Pirman, London; S. 3-11

GUYATT, G., SACKETT, D., TAYLOR, W. et al. (1986): *Determining optimal therapy – randomized trials in individual patients.* N. Engl. J. Med. 314, 889-92

HAWKINS, M.J., FRIEDMANN, M.A. (1992): *National Cancer Institutes's evaluation of unconventional cancer treatments.* J. Nat. Cancer Inst. 84, 1699-1702

HERON, J. (1986): *Critique of conventional research methodology.* Complementary Medical Research 1, 12-22

HOSSFELD, D.K. (1990): *Interview in: DER SPIEGEL.* Heft 35/1990, S. 204

ILLIGER, H.J. (1989): *Persönliche Mitteilung (Brief an den Verfasser vom 7.4.1989)*

JOHNSON, J.R., TEMPLE, R. (1985): *Food and Drug Administration requirement for approval of new anticancer drugs.* Cancer Treatm. Rep. 69, 1155-57

KÖLMEL, K.F., ABEL, U., KUHN, B. et al. (1991): *Behandlung des metastasierenden malignen Melanoms mit einem Endotoxin enthaltenden Bakterienlysat. Ergebnisse einer Pilotstudie. In: H.W. Waclawiczek et al. (Hrsg.): Das Maligne Melanom.* Springer-Verlag, Berlin -Heidelberg; S. 238-39

LEWITH, G.T. (1987): *Every doctor a walking placebo.* Complementary Medical Research 2, 10-18

MCLEOD, R.S., COHEN, Z., TAYLOR, D.W., CULLEN, J.B. (1986): *Single patient randomized clinical trial.* Lancet 1, 726-28

MILLER, TH.R., NICHOLSON, J.T. (1971): *End results in reticulum cell sarcoma of bone treated by bacterial toxin therapy alone or combined with surgery and/or radiotherapy (47 cases) or with concurrent infection (5 cases).* Cancer (Phil) 27, 524-48

NAGEL, G.A., SCHMÄHL, D. (Hrsg.) (1984): *Krebsmedikamente mit fraglicher Wirksamkeit.* Zuckschwert, München

NAUTS, H.C. (1990): *Bibliography of reports concerning the clinical or experimental use of Coley's toxins (streptococcus pyogenes and serratia marcescens). 395 references, 143 by W.B. Coley.* Cancer Research Inst., New York

NOLTENIUS, H., TETZNER, C. (1984): *Vorkommen, Metastasen und natürlicher Verlauf von behandelten und unbehandelten maligenen Tumoren bei über 70 Jahre alten Patienten.* Onkologie 7, 100-110

PETERMANN, F. (1989): *Praktische Probleme bei der Durchführung von Therapieverlaufsstudien. In: F. Petermann (Hrsg.): Einzelfallanalyse. R. Oldenbourg Verlag,* München - Wien; S. 44-60

POCOCK, S.J. (1982): *Statistical aspects of clinical trial design. The Statistician 31, 1-18*

SEARLE, J.R. (1974): *Sprechakte. Ein sprachphiloso-phischer Essay. Suhrkamp Verlag, Frankfurt*

SCHMÄHL, D. (1991): *Die Janusköpfigkeit der Chemotherapie: Eine Stellungnahme zu den Thesen von Abel. Klin. Wschr. 69, 49-51*

SCHMOLL, J.-J. (1989): *Persönliche Mitteilung (Brief an den Verfasser vom 13.11.1989)*

SENN, H.J. (1991): *Interview in der Sendung »Kassensturz« des Schweizer Fernsehens vom 5. März 1991*

SILVERMAN, W. (1977): *The lasson of retrolental fibroplasia. Scientific American 236, 100-107*

SKRABANEK, P., MCCORMICK, J. (1990): *Follies and fallacies in medicine. The Tarragon Press, Glasgow*

THE OFFICE OF TECHNOLOGY ASSESSMENT, US CONGRESS, (1990): *Unconventional cancer treatments. OTA-H-405. US Government Print Off., Washinton, DC*

ÜBERLA, K.K. (1981): *Therapiestudien: Indikation, Erkenntniswert und Herausforderung. In: N. Victor, J. Dudeck, E.P. Broszio (Hrsg.): Therapiestudien. Proc. 26. Jahrestagung der GMDS in Gießen. Springer-Verlag, Berlin - Heidelberg - New York; S. 8-21*

WINIWARTER, A. VON (1878): *Beiträge zur Statistik der Carcinome, mit besonderer Rücksicht auf die dauernde Heilbarkeit durch operative Behand-lung. Nach Beobachtungen an der Wiener Chirurgischen Klinik des Prof. T. Billroth. Thieme, Stuttgart*

Zusammenfassung

Nach wie vor herrscht in der Medizin beträchtliche Unsicherheit, welchen Status und Wert Einzelbeobachtungen im Zusammenhang mit der Wirksamkeitsbeurteilung von Therapien besitzen. In der vorliegenden Arbeit wird diese Frage unter besonderer Berücksichti-gung systemischer Krebstherapien untersucht. Im einzelnen werden folgende Aspekte erörtert: Beurteilungskriterien für Kasuistiken, die Rolle von Kasuistiken im medizinischen Erkenntnisprozeß, die illokutionäre Komponente und die metawissenschaftliche Deutung von Kasuistiken.

Das Plazeboproblem

Der Hintergrund des Plazebobegriffs ist wesentlich komplexer als es die augenfällige Evidenz von Plazeboeffekten im klinischen Alltag vermuten ließe. In den letzten Jahrzehnten hat die Plazeboforschung unter anderem demographische, psychologische und zum Teil auch zeichentheoretische Determinanten desjenigen Anteils an arzneilichen Therapien untersucht, der nicht durch die Anwesenheit definierter Inhaltsstoffe erklärt werden kann. Der folgende Beitrag will die Komplexität des Plazeboproblems in möglichst lesbarer Form abbilden, um so seine nicht unbeträchtlichen Konsequenzen für die Möglichkeiten und die Grenzen jeder Heilkunde auf verständliche Weise zu vermitteln.

Stichworte: Leermedikament; Begriffsgeschichte; Suggestibilität; Effektstärken; »subjektiver Faktor«; ethische Aspekte; Spezifitätsfrage; Spontanveränderung; Koinzidenz; Kausalität; Plazebotherapie; Literatur; Zusammenfassung.

KLAUS SCHONAUER

Einleitung

Fragt man die Frau oder den Mann auf der Straße nach der Bedeutung des Begriffs »Plazebo«, so wird man mit großer Wahrscheinlichkeit eine Antwort erhalten, die seinen fachsprachlichen Hintergrund zumindest berührt und die womöglich vor allem jene vertrauliche Skepsis reflektiert, die die öffentliche Diskussion im Umfeld dieses faszinösen Begriffs ermöglicht hat: »Zuckerpille«, »Scheinmedikament« oder »Leermedikament« sind Übersetzungsversuche, denen man auch in Wörterbüchern der Gegen-

> Dieser Beitrag zeigt Ihnen:
> - die geschichtlichen Wurzeln des Plazebobegriffs,
> - Reaktionsmöglichkeiten auf Leermedikamente oder Scheinbehandlungen,
> - den Stellenwert unspezifischer Effekte im therapeutischen Geschehen,
> - die ethischen Implikationen im Umgang mit Plazebos,
> - das Erfahrungsspektrum bei intendierter Plazebotherapie.

wartssprache begegnet. Sie verweisen auf die Hintergehbarkeit der Arzt-Patient-Beziehung, fundieren damit einerseits Mißtrauen, zugleich aber auch Respekt vor der Möglichkeit, am Ende vielleicht die *Krankheit* zu hintergehen und damit dem *Kranken* vielleicht auch zu helfen.

....

Begriffsgeschichte

»Placebo« ist die erste Person Singular im Futur des lateinischen Verbs »placere«, zu deutsch »(ich werde) gefallen«, »wohlgefällig sein«. Die Geschichte des Plazebobegriffs (SHAPIRO, 1964) beginnt im lateinischen Spätmittelalter. Sie wird hier begründet in dem Brauch, an der Gestaltung von Totenvespern professionelle Klageliedsänger zu beteiligen, die gegen einen Obulus mit den Hinterbliebenen – und zum Teil auch *stellvertretend* für sie – Trauer zum Ausdruck bringen sollten. In der Liturgie dieser Meßfeiern spielte Psalm 116 eine bedeutende Rolle, in dessen neuntem Vers es heißt: »Placebo Domino in regione vivorum«, zu deutsch etwa »Ich werde dem Herrn gefallen im Lande der Lebenden«.

Der professionelle oder zumindest kalkulierte Umgang mit menschlichem Gefühl, nicht selten in ruchbarer Nähe zur Prostitution, kristallisiert sich später in der höfischen Kultur des romanischen Sprachraums zur Hauptbedeutung des Begriffs heraus, wie sie etwa in der Redensart »chanter un placébo« im Sinne etwa von »jemanden einwickeln« ihren Ausdruck findet (KISSEL und BARRUCAND, 1964). Die Einbindung des Begriffs in den medizinisch-fachsprachlichen Kontext, in dem allein er bis heute gebräuchlich ist, entwickelt sich etwa im 18. Jahrhundert. Sie berücksichtigt sowohl seine lexikalische Wortbedeutung als auch seine sozialgeschichtliche Vegangenheit. Joseph Fox definiert »placebo« 1803 im New Medical Dictionary als »An epithet given to any medicine adapted more to please than benefit the patient.«

....

Heilkundliche Selbstkritik, Ent-Täuschung und die Eröffnung einer Restkategorie

Es wird leicht übersehen, daß sich eigentlich nur diejenige Heilkunde ein Plazeboproblem »leisten« kann, die eigene Möglichkeiten dazu bereit hält, selbstkritisch über die Prinzipien des in ihrem Inneren kanonisierten Handelns zu reflektieren. Die Einbindung des Plazebobegriffs in den Kontext der aufklärungsbereiten Medizin des 18. Jahrhunderts markiert im Lichte dieser Überlegung einen Erkenntnis*fortschritt*, der im Hinblick auf die Frage, welche unter den als »therapeutisch« deklarierten und praktizierten Interventionen denn nun heilsam seien und welche nicht, zu einer *Ent-Täuschung* führen muß.

Nur ein Bruchteil der Pharmakopöe noch des 19. Jahrhunderts hätte eine empirische Überprüfung von Wirksamkeitsnachweisen nach heutigem Standard überstanden. Gleichwohl hatten sich aber die Zubereitungen der »konjekturalen«, das heißt: auf unüberprüfbarer Vermutung gegründeten, Medizin als hinreichend heilsam erwiesen, um zumindest praktiziert zu werden, einen Berufsstand zu ernähren und auch die Vermehrung und Weitergabe von Erfahrungswissen zu befördern.

Die Empirisierung und positivistische Durchdringung der Medizin von der zweiten Hälfte des 19. Jahrhunderts an vergrößerte nun sowohl die Freiräume als auch die Notwendigkeit für Ent-Täuschungen der beschriebenen Art. Aber erst die in der organisch-chemischen Analytik verankerte, durch die experimentelle »Reindarstellung« von Alkaloid- und Hormonwirkungen fortgeschrittene, schließlich bei einem schlüssigen Hypothesengefüge über die Hauptwege des menschlichen Intermediärstoffwechsels angelangte Pharmakologie des 20. Jahrhunderts konnte Arzneimittelwirkungen in einer als empirisch erlebbaren Weise deuten und damit den pharmakologisch nicht erklärbaren Rest zum Untersuchungsgegenstand machen. Die empirische Bearbeitung eines im Prinzip altbekannten Problems begann damit relativ spät erst unmittelbar nach dem zweiten Weltkrieg im Anschluß an die folgenreiche Anregung PEPPERs (1945), das Plazeboproblem systematisch zu erforschen.

Die Beobachtung, daß sich therapeutische Wirkungen vielfältiger Art zuverlässig mit definierten Inhaltsstoffen, regelmäßig aber auch mit Interventionen erzielen ließen, die die Anwendung dieser Stoffe *bis auf die Präsenz der Stoffe selbst* in der Form von Leerpräparaten simulierten, führte zur Eröffnung einer Restkategorie, in der sich der Doppelblindversuch rasch und nachhaltig als eine Art Kürzungsverfahren in der Therapieforschung etablierte. Analog zur Pharmakodynamik von Verumpräparaten zeigten sich auch bei Plazebos augenfällige Mengen-Wirkungs-Relationen und Zeit-Wirkungs-Relationen, schließlich auch schädliche, als »toxisch« oder zum Teil sogar als »anaphylaktisch« gedeutete (KISSEL und BARRUCAND, 1964) Reaktionen bei der Anwendung von Leerpräparaten.

Die Frage, ob die im Inneren dieser Restkategorie beobachtbaren Phänomene einheitlicher Natur seien, möglicherweise auf ein gemeinsames Prinzip zurückgeführt werden könnten, entfachte in der bis in die Mitte der 60er Jahre sprunghaft sich entwickelnden Plazeboforschung beträchtlichen Enthusiasmus. Sie führte zu persönlichkeitspsychologischen und soziodemographischen Untersuchungen sowohl der Ärzte als auch der Patienten, in deren Interaktion sich Plazeboeffekte beobachten ließen. Regelmäßige Kirchgänger, schließlich auch besonders suggestible Probanden erwiesen sich tendenziell als empfänglicher für Plazeboeffekte. Allerdings waren etwa die korrelativen Beziehungen zwischen dem Konstrukt der »Suggestibilität« und dem Ausmaß erzielbarer Plazeboeffekte bei weitem zu gering, um jene vornehmlich als Suggestionseffekte zu deuten (GALLIMORE und TURNER, 1977).

Dagegen sprachen auch die therapeutischen Effekte in nichtblinden Versuchsanordnungen, über die Probanden berichteten, die vollständig über den Plazebocharakter verabreichter Zubereitungen *aufgeklärt* worden waren (PARK und COVI, 1965). Insgesamt verlief die Suche nach den psychologischen oder soziologischen Determinanten von Plazebo-Effekten wenig ertragreich. Neben dem Konstrukt der Suggestibilität wurden vor allem lerntheoretische Deutungsversuche zur Hypothesenbildung herangezogen (zusammenfassend: JOSPE, 1978).

Letztere gingen vor allem von der Annahme aus, daß sich die mit effektiven Medikamenten im iterativen Vollzug einer Lerngeschichte gesammelten Erfahrungen möglicherweise verselbständigen könnten, so daß allein die Einnahme von Medikamenten – unabhängig von der Wirkung ihrer aktiven Substanz im Intermediärstoffwechsel – heilsame Effekte als Konditionierungsphänomene induzieren könne. Die besondere Bedeutung derartiger Phänomene ist vor allem im Hinblick auf die Immunmodulation experimentell gut gesichert worden (erstmals durch ADER, 1981). Die Anwendbarkeit dieser Befunde im Kontext der Plazeboproblematik wird jedoch dadurch beschränkt, daß durchaus auch Patienten (und auch Gesunde), die über keinerlei Lernerfahrung mit Medikamenten verfügen, Plazeboeffekte zeigen.

Die Betrachtung situativer Einflußfaktoren (NETTER, 1986) und sinnlich wahrnehmbarer Qualitäten von Arzneizubereitungen, wie Farbe, Größe, Name und Aroma (SCHONAUER, 1994) führte zwar in verschiedenen experimentellen Untersuchungen zu wiederholten Wirksamkeitsnachweisen dieser Faktoren, kaum aber zu überindividuell gültigen und empirisch gesicherten Zusammenhangshypothesen zwischen konkreten situativen, sensorischen oder ästhetischen Eigenschaften von Plazebopräparaten und deren Wirkung.

In psychophysiologischer Hinsicht relativ gut gesichert ist die Hypothese, daß der analgetische Effekt von Plazebos durch die Ausschüttung von Endorphinen zustandekommt, seitdem es einer kanadischen Arbeitsgruppe (LEVINE et al., 1978) gelungen ist, die schmerzlindernde Wirkung von Plazebos (in einer Doppelblindanordnung) mit Opiatantagonisten aufzuheben. Auch wenn sich neben der Analgesie in der sedierenden Therapie eine zweite »Domäne« des Plazeboproblems entwickelt hat, so ist immer noch ungeklärt, warum sich Plazeboeffekte ansonsten ohne besondere Prädilektion (z.B. für vegetativ mitregulierte Funktionen) beinahe in allen Therapiebereichen beobachten lassen, in denen es auch Verumeffekte gibt und warum die Ausprägung dieser Effekte von Studie zu Studie mehr variiert als etwa im Hinblick auf einzelne Organsysteme oder physiologische Grundfunktionen.

Die Untersuchungen zur Bestimmung der Effektstärke therapeutischer Anwendungen von Leerpräparaten beruhen mehrheitlich auf der Selbsteinschätzung von Veränderungen oder Verbesserungen nach der Intervention durch die behandelten Probanden. Effektstärkenbestimmungen auf dem Boden objektiver Messung etwa von physiologischen Parametern sind hingegen eher selten. Bestimmt man Effektstärken als relative Häufigkeit derjenigen Probanden, die im Zusammenhang mit der Applikation eines Leerpräparates über Besserung berichten, so liegen diese relativ stabil zwischen 30 und 40 Prozent.

Ausweitung auf nicht arzneiliche Therapien

Die erste systematisch betriebene Anwendung des Plazeboparadigmas auf heilkundlichen Feldern *außerhalb* der klinischen Pharmakologie entwickelte sich in der Psychotherapieforschung (zusammenfassend: PRIOLEAU et al., 1983). Sie ist hier als Ausdruck eines recht grundsätzlichen Orientierungsversuchs über die Wirkfaktoren von Psychotherapie zu verstehen, mithin also auch als

eine Anknüpfung an den methodenkritischen Versuch, diejenigen Elemente einer als therapeutisch deklarierten Intervention, die heilsam sind, von denjenigen unterscheiden zu lernen, die entweder sogar schädlich oder möglicherweise als eine Art »Beiwerk« vom therapeutischen Prozeß unabhängig zu sein scheinen. Gerade auf dem empirischer Betrachtung nur sehr schwer zugänglichen Gebiet der Psychotherapie zeigen sich die besonderen Möglichkeiten und die besonderen Grenzen des Plazeboparadigmas für die Evaluation therapeutischer Bemühungen und der ihnen zugrundeliegenden Konzepte:

Die besonderen *Möglichkeiten* hängen damit zusammen, daß die Plazebo-»Perspektive« gewissermaßen dazu diszipliniert, das hypothetisch wirksame Agens sehr präzise und konkret einzugrenzen, denn andernfalls wäre es nicht möglich, seine Wirksamkeit im Rahmen einer plazebokontrollierten Versuchsanordnung zu überprüfen. Hierzu ist es nämlich erforderlich, zwei Behandlungssituationen zu definieren, die sich nur im Hinblick auf die An- und Abwesenheit dieses hypostasierten therapeutischen Agens unterscheiden. Das Plazeboparadigma leitet hier also dazu an, das hypostasierte therapeutische Agens ähnlich umschrieben wie einen pharmakologisch definierten Inhaltsstoff zu präzisieren. Daß diese Aufgabe im Hinblick auf die Psychotherapie besondere Schwierigkeiten, aber auch Herausforderungen bietet, liegt auf der Hand. Diese Schwierigkeiten haben auch zu der – für die Psychotherapieforschung fraglos bereichernden – Frage geführt, wie es möglich ist, für die Psychotherapie Analoga von »Leerpräparaten« zu formulieren, also Interaktionsformen zwischen Therapeut und Patient, die im psychotherapeutischen Sinne »unspezifisch« sind.

Die besonderen *Grenzen* des Plazeboparadigmas für die Psychotherapieforschung hängen damit zusammen, daß sein erkenntnisleitendes Interesse vor allem auf überindividuell gültige Zusammenhänge ausgerichtet ist und diese durch eine möglichst großen Zahl von Einzelmessungen und den Vergleich verschiedener Probandengruppen zu *ermitteln* sucht. In der Therapieforschung hat sich das Plazeboparadigma als namentlich guppenstatistisches Verfahren etabliert, in dem Individualität (des Probanden, des Therapeuten, der Therapiesituation, die sie gemeinsam gestalten) als Varianzquelle eliminiert werden soll. Dies ist empirisch betrachtet eine Voraussetzung für die überindividuelle Gültigkeit von Hypothesenprüfungen. Nun spricht andererseits aber manches dafür, daß der »subjektive Faktor« als Manifestationsform von Individualität in der Psychotherapie eine wichtige Rolle spielt und daß unter Umständen nicht viel übrig bleibt, wenn man ihn kürzt.

Ohne damit eine Auf- oder Abwertung zu verbinden, kann man ganz grundsätzlich festhalten, daß diejenigen Heilmethoden, in denen individuelle Dispositionen eine besondere Rolle spielen – grob vereinfacht aber sehr anschaulich könnte man sagen: Heilmethoden, bei denen »Intuition« gefragt ist – traditionell eine gewisse Scheu gegenüber dem Plazeboparadigma entwickelt haben.

Das Beispiel der Psychotherapieforschung zeigt aber, daß diese Scheu insofern unbegründet ist, als auch hier das Plazeboparadigma dazu anregen kann, konkrete Hypothesen über die Wirksamkeit bestimmter Einzelelemente von ursprünglich sehr komplexen Interventionen zu formulieren, diese zu überprüfen und so die Intervention transparenter und damit auf die Dauer auch effektiver zu machen. Andererseits findet diese Fortschrittsmöglichkeit dort ihre Grenze, wo im Bemühen um überindividuelle Abstraktion elementare Bestandteile der untersuchten Heilmethode »gekürzt« werden müssen. Aber selbst dann noch kann die gruppenstatistische Perspektive zur methodenkritischen Reflexion über das Gewicht des »subjektiven Faktors« anregen.

Das Plazeboparadigma ist auch zur Therapie-Evaluation in der Chirurgie verwendet worden, also in einem Bereich, in dem der »subjektive Faktor«

erklärtermaßen kein großes Gewicht hat und in dem die Standardisierung selbst komplexester Interventionen ein sehr hohes Niveau erreicht hat. JOHNSON (1994) berichtet über das anschauliche Beispiel der Ligatur der arteria mammaria interna, die in den 50er Jahren bei Patienten mit koronarer Herzerkrankung unter der Vorstellung durchgeführt wurde, das myokardiale Durchblutungsvolumen durch artefizielle Steal-Effekte zu vergrößern. Der Eingriff habe sich – wie der Autor schreibt – seinerzeit relativ großer Beliebtheit erfreut, worin zunächst offenbar ein Indiz für seine therapeutische Effizienz gesehen wurde, bis sich im Rahmen einer randomisierten Interventionsstudie herausstellte, daß allein die zur Gefäßdarstellung erforderliche Hautinzision ohne Ligatur – also eine Art Plazebovariante des Eingriffs – katamnestisch zu den gleichen Ergebnissen führte. Die Operationstechnik wurde daraufhin aufgegeben.

Dieses aus der frühen Blütezeit der Plazeboforschung stammende Beispiel illustriert auf eine etwas ungewöhnliche und gerade darum vielleicht instruktive Weise ganz analog zum beschriebenen Impetus der Psychotherapieforschung die im Plazeboparadigma enthaltene Chance zur kritischen Prüfung therapeutischer Verfahren. Es veranschaulicht die zumindest theoretische Möglichkeit, im Prinzip jedes Handlungselement einer als therapeutisch deklarierten Intervention im Rahmen gruppenstatistischer Prüfungen isoliert auf seine Effektivität zu prüfen.

Ethische Aspekte

Das Beispiel eröffnet zugleich auf eine recht drastische Weise den Zugang zu der mit diesem Prüfverfahren verbundenen *ethischen* Problematik: Der Befund, daß der operative Eingriff ohne Gefäßligatur zu den gleichen Ergebnissen führte wie die »echte« Operation, hat den hypostasierten therapeutischen Effekt der Ligatur empirisch widerlegt. Die randomisierte Interventionsstudie hat also dazu geführt, daß eine Operationstechnik aufgegeben wurde, die sich zwar großer Beliebtheit erfreute, bei empirischer Prüfung aber ohne spezifische Effektivität zu schein schien. Sie hat damit viele Patienten vor einer unvernünftigen – und damit zu Unrecht »beliebten« – Operation bewahrt. Sie war aber nur möglich zu dem Preis, daß einige Patienten mit koronarer Herzerkrankung einer »Plazebo-Operation« ausgesetzt wurden, die immerhin die Infiltration mit einem Lokalanästhetikum und eine mehr als nur oberflächliche Hautinzision beinhaltete. Die chirurgische »Scheinoperation« hintergeht den Probanden zwar drastischer, aber kaum prinzipiell unterscheidbar von der Anwendung eines Leermedikaments.

In beiden Fällen ist die Plazebotherapie nicht mit einer theoretisch begründbaren, »spezifischen« Aussicht auf einen therapeutischen Effekt verbunden, wohl aber mit der Erwartung einer »unspezifischen« Besserung der Beschwerden. Der ethische Anteil des Plazeboproblems läßt sich im Kern auf zwei Aspekte reduzieren, die mit der Frage zusammenhängen ob diese »unspezifische« Erwartung des Therapierenden allein ausreicht, um

■ die Verletzung der körperlichen Integrität des Therapierten (im chirurgischen Beispiel durch die Hautinzision, in der Pharmakotherapie aber etwa auch durch die Ingestion einer wenn auch inerten Substanz) und

■ das »Hintergehen« *seiner* in der Regel auf einen »spezifischen« Effekt ausgerichteten Erwartung

zu legitimieren.

Die kanonisierte Praxis der Therapieforschung ist darum bemüht, die mit der Durchführung von Plazebotherapien verbunde Integritätsverletzung durch den Verzicht auf invasive Maßnahmen möglichst gering zu halten, wodurch sich die Anwendung des Plazeboparadigmas in der chirurgischen Therapieforschung weitgehend verbietet. Das Hintergehen des Therapierten hingegen kann durch Aufklärung begrenzt werden. So muß (SAMSON, 1986) jeder an einer Doppelblindstudie teilnehmende Proband über die Möglichkeit und ihre theoretische Wahrscheinlichkeit aufgeklärt werden, im Rahmen der Studie mit einem Plazebo behandelt zu werden. Aber auch außerhalb einer Therapiestudie erscheint es durchaus möglich, Patienten darüber aufzuklären, daß mit der Anwendung einer bestimmten Therapie unter Umständen keinerlei empirisch gesicherte und/oder theoretisch begründete, »spezifische« Besserungserwartung verbunden ist. Die in der »nichtblinden« Versuchsanordnung mit offen als solchen deklarierten Plazebos erzielten Effekte (PARK und COVI, 1965) sprechen dafür, daß der offene Verzicht auf eine »spezifische« Besserungserwartung nicht mit dem Verlust der »unspezifischen« Besserung verbunden sein muß.

....

Die Frage der Spezifität

Wir haben das Plazeboparadigma weiter oben als ein »Kürzungsverfahren« bezeichnet und dies in den vorangegangenen Abschnitten an einigen Beispielen veranschaulicht. Was wird aber eigentlich gekürzt? Um diese ausgesprochen komplizierte Frage behandeln zu können, müssen wir *drei Arten von Veränderungen* unterscheiden, die sich im Verlauf einer Erkrankung entwickeln können:

■ Möglichkeit 1: *Spontane* Veränderungen, die sich unabhängig von

Plazebo

therapeutischen Interventionen entwickeln.

- Möglichkeit 2: *Koinzidente* Veränderungen, die zeitlich mit einer therapeutischen Intervention zusammenfallen, sich also in der Regel im Anschluß an diese entwickeln.
- Möglichkeit 3: Durch therapeutische Interventionen *verursachte* Veränderungen, die sich als Auswirkung eines therapeutischen Agens entwickeln, für dessen Wirksamkeit ein theoretisches Fundament mit überindividueller Gültigkeit angenommen wird.

Das Plazeboproblem hat sich wissenschaftsgeschichtlich in einem gedachten Dreieck entwickelt, das von diesen drei Arten von Veränderungen aufgespannt wird und das aus der erkenntnistheoretischen Bemühung hervorgegangen ist, *Koinzidenz* so präzise wie möglich von *Kausalität* unterscheiden zu lernen. Dabei ist es wichtig, zu berücksichtigen, daß sich Kausalität in komplexen Systemen nicht beobachten, sondern nur durch Näherungsverfahren mit gegebenen Wahrscheinlichkeiten annehmen läßt. Ein solches Näherungsverfahren besteht darin, nur solche Varianzquellen als potentiell kausal zuzulassen, die sich über viele Meßwiederholungen hinweg als stabil erweisen.

Beobachten und beschreiben lassen sich hingegen die ersten beiden der drei Arten von Veränderungen, nämlich spontane Veränderungen und solche Veränderungen, die mit der Anwendung von Therapiemaßnahmen zusammenfallen. Von den letzgenannten, hier als »koinzidente« bezeichneten, Veränderungen läßt sich aber allein aufgrund dieser Beobachtung nicht bestimmen, ob sie sich nicht auch ohne die therapeutische Intervention ereignet hätten. Bis zur »Entdeckung« des Plazeboproblems wurde die *Koinzidenz* einer therapeutischen Intervention mit einer Veränderung des Krankheitsverlaufs als ausreichende Begründung für die Annahme akzeptiert, daß die Intervention die *Ursache* der Veränderung sei. Die erfahrungswissenschaftliche Sammlung derartiger therapeutischer Verlaufsbeobachtungen dürfte für lange Zeit die wichtigste (und wahrscheinlich die erste im heutigen Sinne »empirische«) Quelle heilkundlicher Theoriebildung gewesen sein.

Die mit der Entdeckung der Wirksamkeit von Leermedikamenten einhergehende, oben näher beschriebene Ent-Täuschung setzte dann aber weitgehend die Möglichkeit außer Kraft, von Koinzidenz unmittelbar auf Kausalität zu schließen. Parallel zu dieser Ent-Täuschung wuchs die Bedeutung der experimentellen zuungunsten der erfahrungswissenschaftlichen Erkenntnisgewinnung in den medizinischen Grundlagenwissenschaften. Die Vermehrung des Wissens über die theoretischen Grundlagen

9

therapeutischer Interventionen, namentlich über Arzneimittelwirkungen, eröffnete zugleich die Möglichkeit, aber auch die Notwendigkeit, Hypothesen über die therapeutische Wirksamkeit bestimmter Substanzen oder Zubereitungen experimentell, und das bedeutete: in gruppenstatistischen Untersuchungen zu prüfen.

Der gruppenweise Vergleich behandelter und unbehandelter Probanden erschloß die Möglichkeit zur »Kürzung« der Spontanveränderungen. Der Vergleich von Probanden, die mit einer zu prüfenden Substanz behandelt wurden, mit plazebobehandelten Probanden erlaubte es schließlich, aus den mit der therapeutischen Intervention koinzidenten zusätzlich diejenigen Veränderungen »wegzukürzen«, die nicht mit der geprüften Substanz oder – allgemeiner formuliert – mit dem hypostasierten therapeutischen Agens zusammenhingen.

Die Möglichkeit experimenteller Wirksamkeitsnachweise führte nun zu einem Begriff, der in der Literatur zum Plazeboproblem eine wichtige Rolle spielt und der, da er recht unreflektiert gebraucht wurde, zu grundlegenden Mißverständnissen geführt hat. Es ist dies der Begriff der »Spezifität«.

Als »spezifisch« wurden diejenigen Effekte bezeichnet, die im Sinne der oben vorgeschlagenen Definition (3) als Auswirkung eines therapeutischen Agens gedeutet werden konnten. Das Plazeboproblem entwickelte sich im Anschluß

an PEPPERs (1945) Anregung in den ersten Nachkriegsjahrzehnten im wesentlichen aus der *Negation* dieses Spezifitätsbegriffs. Diejenigen koinzidenten Effekte, die sich nicht als Auswirkung des hypostasierten therapeutischen Agens deuten ließen, wurden als *un*spezifische Effekte (»non-specific effects«) oder – weitgehend synonym – als Plazeboeffekte bezeichnet.

Versuchen wir nun, die zu Beginn dieses Abschnitts gestellte Frage »Was wird gekürzt« so präzise als möglich zu beantworten: Das Plazeboparadigma zielt darauf, den Anteil des Kausalen am Koinzidenten zu bestimmen. Gekürzt wird also dessen nichtkausaler Rest. Diesen Rest als »unspezifisch« zu bezeichnen ist insofern irreführend, als die Annahme von Spezifität nur im Zusammenhang mit dem theoretischen Fundament gültig ist, das auch die Annahme der Kausalität des therapeutischen Agens begründet.

»Spezifität« hat im Hinblick auf pharmakotherapeutische Interventionen andere Kriterien als im Hinblick auf psychotherapeutische oder chirurgische Interventionen. Ein Medikament, das eine stoffwechselinerte Substanz enthält, aber in der Lieblingsfarbe oder aber einer Aversivfarbe eines Probanden eingefärbt ist, ist in pharmakologischer Hinsicht unspezifisch, in farbpsychologischer, zeichentheoretischer oder ästhetischer Hinsicht aber möglicherweise durchaus ein spezifisches Medikament. Der mit der

Injektion von Kochsalzlösung verbundene analgetische Effekt (LEVINE et al., 1978) ist durchaus spezifisch, ja er läßt sich sogar durch Opiatantagonisten rückgängig machen, obwohl er mit der Anwendung einer inerten Substanz koinzidiert. Das einzige, was etwa pharmakotherapeutische, psychotherapeutische, chirurgische oder in anderen therapeutischen Feldern »unspezifische« Effekte verbindet ist, daß sie durch die theoretischen Fundamente dieser jeweiligen Felder nicht zu deuten, nicht als Wirkung eines therapeutischen Agens darstellbar sind. Dieser Spezifitätsbegriff ist auch deshalb irreführend, weil er keineswegs – wie der alltagssprachliche Begriff »Spezifität« vermuten ließe – impliziert, daß eine Therapie »spezifisch« sein soll, weil sie nur bei einer bestimmten Art oder Gruppe von Erkrankungen effektiv wäre. Nach diesem eher alltagssprachlichen Spezifitätsbegriff (der hier auch in Kapitel 01.01 behandelt wird) wäre etwa auch die Azetylsalicylsäure »unspezifisch«, da sie analgetisch, antiphlogistisch und auch thrombozytenaggregationshemmend wirksam ist.

Ebensowenig wie ein übergreifend gültiges Konzept von therapeutischer »Spezifität« gibt es ein solches für »unspezifische« Effekte. Darum erscheint es eigentlich unangemessen, in der Einzahl und unter Verwendung des bestimmten Artikels von *dem* Plazeboeffekt zu sprechen. Die Homogenität, die diese Art

der Begriffsbildung unterstellt, ist empirisch nicht belegt. Selbst auf einem umschriebenen Gebiet wie der Pharmakotherapie spricht vieles dafür, Erfahrungen mit dem Plazeboparadigma auf einem bestimmten therapeutischen Gebiet, etwa in der Schmerzbehandlung nicht auf ein anderes therapeutisches Gebiet, etwa auf die Behandlung von Schlafstörungen zu übertragen. Dennoch bleibt es sicher sinnvoll *das* »Plazeboproblem« als ein übergeordnetes Problem einer Theorie der Heilkunde zu behandeln, auch wenn es sehr viele verschiedene Arten von Plazeboeffekten geben mag.

Einige Unklarheit besteht in der Fachliteratur über die Frage nach dem Innenverhältnis zwischen Plazeboeffekten und den oben unter (1) aufgeführten Spontanveränderungen. Während SHAPIRO (1964) Plazeboeffekte ausdrücklich als »von Plazebos hervorgerufen« (»produced by placebos«) definiert, fehlt die Sicherung eines ursächlichen Zusammenhangs zwischen der Gabe oder Anwendung von Plazebos und den beobachteten Effekten bei anderen Autoren, die sich um definitorische Präzisierungen bemüht haben (BLANZ, 1991).

Wollte man Plazeboeffekte als Auswirkung der Anwendung von Plazebos verstehen, dann müßte man natürlich analog zu den oben skizzierten Versuchsanordnungen auch für Plazeboeffekte den Einfluß von Spontanveränderungen

wegkürzen. Dazu ist eine Versuchanordnung erforderlich, die aus mindestens drei Behandlungsstufen besteht und die Verlaufsveränderungen bei
– unbehandelten,
– mit Plazebo behandelten und
– mit Verum behandelten Probanden

vergleichen. Nur relativ wenige Therapiestudien folgen diesem Design. Wesentlich häufiger werden Plazebobehandlungen direkt mit ihren korrespondierenden Verumbehandlungen verglichen, so daß Spontanveränderungen üblicherweise mit in die Plazeboeffekte eingehen. KIENLE (1995) hat darauf hingewiesen, daß vor allem diejenigen Studien, die im Zusammenhang mit Effektstärkenbestimmungen von Plazeboeffekten immer wieder zitiert werden, in der Regel nur diese beiden Behandlungsstufen miteinander vergleichen und hat eine Reihe von Argumenten für die Hypothese zusammengetragen, daß es sich bei Plazeboeffekten im wesentlichen um Spontanveränderungen handeln könnte.

Plazebotherapien lege artis?

Bemerkenswert ist, daß alle bisherigen Versuche fehlgeschlagen sind, Plazebotherapien standardisiert oder an Richtlinien orientiert zu betreiben, um ihre Effekte zu optimieren. FISH (1973) hat ein Lehrbuch der Plazebotherapie mit praktischen Anweisungen zur – seiner Erfahrung nach – optimalen Durchführung herausgegeben, das nur geringe Verbreitung gefunden hat. In den Niederlanden haben sich rezeptierbare und nach standardisierter Vorschrift hergestellte Leerpräparate nicht bewährt.

Es spricht nicht viel dafür, daß die möglicherweise im Plazeboproblem implizierten therapeutischen Effekte überhaupt »lege artis« verwirklicht werden können. *Dagegen* sprechen zunächst einmal die ethische wie auch die rechtliche Problematik des mit der Anwendung von Plazebos unvermeidlich verbundenen »als ob«. In Deutschland können Plazebos nicht als solche rezeptiert werden. 54 Prozent der in einer Studie (CLAASSEN und FEINGOLD, 1985) befragten niedergelassenen Ärzte kamen jedoch bei selbstkritischer Prüfung zu der Einschätzung, daß sie regelmäßig Pseudoplazebos oder unreine Plazebos verschreiben.

Pseudoplazebos sind Medikamente, die ausschließlich pharmakologisch definierte Inhaltsstoffe enthalten, für die noch kein Wirksamkeitsnachweis bekannt ist. Unreine Plazebos enthalten pharmakologisch definierte Inhaltsstoffe, für die auch eine Wirksamkeit nachgewiesen ist, die allerdings mit der intendierten therapeutischen Wirkung in keinem Zusammenhang steht.

Möglicherweise entwickeln sich therapeutisch erwünschte oder erhoffte Plazeboeffekte am ehesten in einem Reservat, das von absichtsvollem und zielgerichtet reflektiertem Handeln weitgehend frei geblieben ist. Vielleicht haben die dem Plazeboproblem zugrundeliegenden Prinzipien auch nur zu einem Bruchteil überindividuelle Gültigkeit, so daß sie kaum systematisch beschreibbar oder vermittelbar sind.

Wenn ein Mensch krank wird, so verliert sein Alltag ein Stück Ordnung. Bei Bagatellerkrankungen wird sich dieser Verlust in den Annehmlichkeiten des Krankheitsgewinns auflösen. Vom Beinbruch an aufwärts wird die Sorge um den Arbeitsplatz, die Angst vor dem Versäumen einer Terminangelegenheit, die Befürchtung, ein liebgewonnenes Hobby aufgeben zu müssen, schon längere Schatten werfen. Chronisch progrediente oder lebensbedrohliche Erkrankungen können, manchmal nach langem Kampf, manchmal aber auch mit einer Dynamik, die einem schon beim Zusehen die Sprache verschlägt, einen ganzen Lebensplan »über den Haufen werfen.«

Neben dem unmittelbar sinnlich erlebten Leiden, den Schmerzen oder der Übelkeit ist dieser Orientierungsverlust, den der Eingriff der Krankheit im Alltag des Kranken hinterläßt, eines der wichtigsten Motive für ihn, einen Arzt aufzusuchen. Von diesem Moment an ist er Patient. Er hofft nicht nur auf Beschwerdefreiheit, sondern auch auf eine Rettung der als gefährdet erlebten Ordnung. In dieser Situation ist dem zum Patien-

ten gewordenen Kranken nicht nur Linderung sondern auch jede Form von »Strukturgewinn« willkommen. Die Einnahme einer Arznei, die ihren Platz in seinem Alltag etwa »dreimal täglich nach den Mahlzeiten«, in einem Schuhkarton, in der obersten Schreibtischschublade oder aber in einem Döschen mit elfenbeinerner Einlegearbeit findet, gewährt ihm zumindest davon nicht eben wenig.

Erinnern wir uns an den Ausgangspunkt der Geschichte des Begriffs »Plazebo« in der Liturgie christlicher Totenvespern, und hier insbesondere an die Arbeit der bezahlten Klageliedsänger: Professioneller Umgang mit individuell Bedeutungsvollem, »Arbeit am Gefühl« begründen bei dem, der diese Dienstleistung in Anspruch nimmt, zugleich Zweifel an ihrer Echtheit wie auch eine Distanzierungsmöglichket, die im Angesicht von bedrohlicher Erkrankung Lebenssicherheiten schafft. Wahrscheinlich leistet die hier skizzierte Art des Strukturgewinns dazu vor allem dann einen entscheidenden Beitrag, wenn die symbolische Interaktion zwischen Arzt und Patient sich unterhalb der Schwelle des bewußt Intendierten ereignet, wenn es beiden gelingt, der mit Mühe, vielleicht aber durchaus auch aus spürbarer Ratlosigkeit oder gar als Verzweiflungstat, jedenfalls *individuell* ausgesuchten Arznei, eine im Konsens auf gemeinsame Anstrengung gegen die Krankheit begründete Bedeutung zu unterstellen. Durch seine Teilhabe an dieser Anstrengung kann sich der Patient auch wieder als Handelnder erleben, selbst wenn seine Handlung sich auf die Ausbeutung einer Metapher beschränken mag.

....

Literatur

ADER, R.: *Psychoneuroimmunology. Academic Press,* New York 1981.

BLANZ, M.: *Plazebos: Medizinhistorische Aspekte und Definitionsansätze. Fortschr. Neurol. Psychiat. 59, 361-370 (1991).*

CLASSEN, W., FEINGOLD, E.: *Use of placebos in medical practice. Pharmacopsychiatry 18,* 131-132 (1985).

FISH, J.M.: *Placebo Therapy. Jossey Bass, San Fancisco 1973.*

GALLIMORE, R.G., TURNER, J.L.: *Contemporary studies of placebo phenomena. In: M.E. Jarvik (Hrsg.): Psychopharmacology in the practice of medicine. Appleton Century Crofts, New York* 1977.

JOHNSON, A.G.: *Surgery as a placebo. The Lancet* 22.10.1994, 1140-1142.

JOSPE, M.: *The placebo effect in healing. Heath, Lexington/Mass. 1978.*

KIENLE, G.S.: *Der sogenannte Placeboeffekt. Schattauer, Stuttgart 1995.*

KISSEL, P., BARRUCAND, D.: *Placebos et effet placebo en médecine. Masson, Paris 1964.*

LEVINE, J.D., GORDON, N.C., FIELDS, H.L.: *The mechanism of placebo analgesia. The Lancet* 23.9.1978, 654-657.

NETTER, P.: *Systematik der am Placeboeffekt beteiligten Faktoren und Beispiele für ihre statistischen Wirkungen und Wechselwirkungen. In: Hippius, H.; Überla, K.; Laakmann,G.; Hasford, J. (Hrsg.): Das Placebo-Problem.* G. Fischer, Stuttgart 1986.

PARK, L.C. und L. COVI: *Nonblind placebo trial. Arch. Gen. Psychiatry 12, 336-345 (1965).*

PEPPER, O.H.P.: *A note on the placebo. American Journal of Pharmacy 117, 409-412 (1945).*

PRIOLEAU, L.; MURDOCK, M.; BRODY, N.: *An analysis of psychotherapy versus placebo studies. The Behavioral and Brain Sciences 6, 275-310* (1983).

SAMSON, E.: *Rechtliche Aspekte von Placebo-Studien. In: Hippius, H.; Überla, K.; Laakmann, G.; Hasford, J. (Hrsg.): Das Placebo-Problem.* G. Fischer, Stuttgart 1986.

SCHONAUER, K.: *Semiotic foundations of drug therapy – the placebo problem in a new perspective. Mouton de Gruyter, Berlin 1994.*

SHAPIRO, A.K.: *A historic and heuristic definition of the placebo. Psychiatry 27, 52-58 (1964).*

....

Zusammenfassung

Der Plazebobegriff rekurriert auf die Liturgie von Totenvespern im lateinischen Spätmittelalter. Ab dem 18. Jahrhundert entwickelt er sich vornehmlich im medizinischen Kontext als Lehnwort zur – meist abwertenden – Bezeichnung professionellen oder zumindest kalkulierten Umgangs mit menschlichem Gefühl, schließlich zur Enttarnung therapeutischer Aktivität, die dem Kranken »eher gefallen als nutzen« solle.

Über die Plausibilität hinaus, die die Plaziboforschung für gewisse Suggestions- und Lerneffekte aufzeigen konnte, lassen sich kaum überindividuell gültige Hypothesen von Erklärungswert stabilisieren. Die Effektstärke der Anwendung von Leerpräparaten variiert mehr mit der experimentellen- bzw. Untersuchungssituation als mit der Art des untersuchten Effekts.

Im Schlepptau der klinischen Pharmakologie führt das Plaziboproblem zu einem Kürzungsverfahren, der Doppelblindprüfung. Diese zielt auf die Differenzierung zwischen den mit einer therapeutischen Intervention zeitlich zusammenfallenden (koinzidenten) und den von ihr verursachten (kausalen) Veränderungen im Krankheitsverlauf. Außerhalb arzneilicher Therapien werden dazu analoge Verfahren entwickelt, die gezieltere Hypothesenprüfungen über die Wirksamkeit definierter Einzelelemente komplexer therapeutischer Interventionen ermöglichen.

Die Ebene der symbolischen Interaktion zwischen Behandler und Behandeltem ist der Austragungsort des Plaziboproblems in der therapeutischen Praxis. Plaziboeffekte werden hier kaum systematisch genutzt, sondern eher intentionsfern – als Not- oder Verlegenheitslösung – in Kauf genommen oder aber vollständig unbewußt hervorgerufen. Dem Versuch, diese Praxis zu kanonisieren, stehen die ethischen und legalen Komplikationen des »als ob« entgegen, schließlich aber auch die Erfahrung, daß sich das therapeutische Potential von Plaziboeffekten einer vernunftgeleiteten Anwendung entzieht.

Spontane, koinzidente und kausale Veränderungen in der naturheilkundlichen Therapie. Diskussionsbemerkungen zu der Arbeit K. Schonauer über das Plazeboproblem

M. BÜHRING

Schonauer differenziert koinzidente und kausale Zusammenhänge zwischen einer Therapie und einer klinischen Veränderung. Kausalität sei in einem komplexen System nur mit Einschränkung wahrscheinlich zu machen. Sie weise auf eine spezifische Wirkung von Therapie, bzw. solche Wirkungen werden als spezifisch bezeichnet. Nicht kausale, das heißt koinzidente Veränderungen sind unspezifischer Natur, soweit sie nicht spontan erfolgen. Spontanität ist die dritte Form oder Grundlage einer Veränderung.

In der Physikalischen Therapie ist diese Problematik oft besprochen worden. Änderten sich z.B. während einer Kneipp-Kur (einer Therapie mit thermischen Reizen) neben der Thermoregulation auch der Blutdruck oder die psychische Befindlichkeit, galten letztere Reaktionen als unspezifisch, eine wissenschaftliche Analyse sah in ihnen das Ergebnis einer Kreuzadaptation: Hydrotherapie hatte mehrere höhere Zentren für die vegetative Regulation

gleichzeitig beeinflußt oder diese Zentren standen untereinander in Kommunikation.

Dieses »Unspezifische« einer Therapie (im Sinne des alten Verständnis) gilt es weiter aufzulösen und mit Erklärungsmodellen zu füllen. Damit wird Therapie handhabbarer und lehrbar, das heißt, sie kann Schule werden. »Placebo« (wieder in der bisher üblichen Interpretation) spielt in der Therapie wahrscheinlich eine sehr viel geringere Rolle als bisher angenommen.

Schonauer untersucht die besonderen Verhältnisse der Psychotherapie und ein Beispiel aus der Chirurgie. An der Farbe eines pharmakologischen Präparates führt er zeichentheoretische und ästhetische Momente ein, welche ebenfalls spezifisch wirken können. Dieses auf eine interindividuell sehr unterschiedliche Art, dem einen ist das Äußere einer Pille die Lieblings-, dem anderen ist es die aversive Farbe. Die subkutan injizierte physiologische Kochsalzlösung ist zwar inert, die Injektion selbst aber wieder von großer – und interindividuell wechselnder – Bedeutung. Ich möchte an dieser Stelle drei weitere Gesichtspunkte nennen, aus welchen für Naturheilverfahren statt des spontanen oder koinzidenten zunehmend Kausalität für eine Wirkung abgeleitet werden kann, diese wird also »spezifisch«.

■ Das eine ist die berühmte Hilfe zur Selbsthilfe. Naturheilverfahren liefern hierzu vielfältiges Material. Eine psychologische bzw. sozialmedizinische Deutung bezeichnet diese als Selbstbefähigung, in der angelsächsischen Literatur ist es das »empowerment«, der Gewinn an eigener Kompetenz und an eigener Initiative gegenüber einer Erkrankung. Hierzu gehört auch das dem medizinischen Laien oft gut zugängliche Erklärungsmodell für eine Erkrankung und Therapie. Damit können Gefühle der Hilflosigkeit, des Ausgeliefertsein, der Ängstlichkeit und der Depressivität günstig beeinflußt werden.

■ Als zweites sind bedeutsame psychische Wirkungen zu diskutieren, die aber ganz sicher *kein* Placebo sind. Einige Gesichtspunkte werden in Tabelle 1 zusammengestellt, es werden eine Wahrnehmung mit den primären Sinnesorganen, ein hedonisches Erleben und ein emotionales Erleben einzelner Naturheilverfahren differenziert. Das Erleben und die Erlebnisfähigkeit (die mit Naturheilverfahren wieder gelernt werden können) sind für den psychosomatisch engagierten Arzt von einer ganz herausragenden Bedeutung.

■ Ein dritter Gesichtspunkt erinnert an das von Schonauer gewählte Beispiel der Farbe eines Medikamentes, in der Naturheilkunde entsprechen dem die Symbolik und die Metaphorik einzelner Naturheilverfahren.

Ich denke an Überlegungen zu einer Bedeutung im Sinne der Systemtheorie. Hier wird eine Hierarchie von Ebenen differenziert, auf der jeweils höheren Ebene treten für einzelne Gegenstände (hier: Naturheilmittel und Naturheilverfahren) neue Bedeutungen auf, bzw. werden solche emergent (POPPER und ECCLES, 1977). Bisher werden Naturheilverfahren überwiegend auf der vegetativen Ebene untersucht und gewürdigt, die adäquaten wissenschaftlichen Methoden sind Chemie

Plazebo

und Physik, Physiologie und Pathophysiologie. Alles andere ist Placebo.

Tabelle 1 macht einige Aussagen zu der nächst höheren, der animalischen Ebene (anima = die Seele). Das Erleben von Körperlichkeit, möglichst auch mit Genuß und gesunder Emotionalität ist für viele Patienten von einer hervorragenden Bedeutung.

Die nächst höhere, humane Ebene ist diejenige der speziellen menschlichen Werte und unserer Kultur. In Tabelle 2 werden einige Gesichtspunkte zur Emergenz weiterer Bedeutungen aufgelistet, sie orientieren sich an den Säulen des Pfarrers Kneipp.

Einzelheiten sollen einer späteren Übersicht vorbehalten bleiben. Es läßt sich jetzt bereits ahnen, daß sehr viel »Unspezifisches« naturheilkundlicher Therapie wohl doch recht »spezifisch« ist. Dieses Spezifische kann durch eine verantwortungsbewußte psychologische und edukatorische Begleitung kultiviert werden. Erst damit gewinnen Naturheilverfahren ihr eigentliches, einfachen Naturismus überschreitendes Niveau!

Tabelle 1: Wahrnehmung und Erleben physikalischer Bedingungen auf unterschiedlichen Ebenen	
primäre Sinnesqualitäten:	Thermo- und Mechanorezeption Körpergefühl, Kinästhesie Geruch, Geschmack
hedonisches Erleben:	Lust und Unlust, Genuß wohl und unwohl angenehm und unangenehm, Erfrischung und Erschöpfung
emotionales Erleben:	»Wärme«, »Kälte« Geborgenheit, Schutz Hoffnung, Trost Herausforderung, Stolz Passivität, Zufriedenheit

Tabelle 2: Emergenz höherer Bedeutungen für einzelne Naturheilverfahren auf der humanen Ebene der Systemtheorie (Einzelheiten im Text)
Naturphilosophie. Kulturgeschichte und Kultur des Wassers. Uterine Bedeutung des Bades.   Das Erleben von Landschaft. Symbolik der Sonne.
Ethik und Vorbilder im Sport. Der olympische Gedanke. Das fair play.   Die Harmonie von Leib und Seele.
Achtung und Respekt vor der Natur. Der indianische Gedanke.   Höhere Qualitäten und Ästhetik der Nahrungsmittel. Der vegetarische Gedanke.
Mythologie und Semiotik von Heilpflanzen.   Phytotherapie und Diätetik als kultivierter Umgang mit Natur.
Einbindung in kosmische Gesetzmäßigkeiten.   Teilnahme an einer universalen Moral.

Spontane Veränderungen

Auch spontane Reaktionen sind in der Behandlung mit Naturheilverfahren vielleicht weniger spontan als es häufig angenommen wird. Milde Reize mögen solche Veränderungen gelegentlich anregen, mit einer Verbesserung der allgemeinen Gesundheit und unter allgemein entlastenden Bedingungen mag der Organismus auch in die Lage kommen, spontan sein gesundes Gleichgewicht wiederzufinden. Manche nennen es die Lebenskraft, welche wieder Gesundung herbeiführen kann.

Literatur

BÜHRING, M.: *Naturheilkunde,* *Beck-Verlag, München, im Druck*

POPPER, K.R. und J.C. ECCLES: *Das Ich und sein Gehirn. Pieper, München, 1977*

Sektion 02, Bäder- und Klimaheilkunde

EDITOREN: CHR. GUTENBRUNNER UND
G. HILDEBRANDT

Gutachten zum Stand des Nachweises der Wirksamkeit von Kohlendioxidbädern aufgrund klinischer Studien

JÜRGEN WINDELER

Vorbemerkungen

Zur Beurteilung der Wirksamkeit von CO_2-Bädern wurden 27 Studien vorgelegt, sechs davon betreffen die Untersuchung gesunder Probanden. Die folgenden Ausführungen beziehen sich nur auf CO_2-haltige Luft- oder Wasserbäder. Die Ingestion CO_2-haltiger Wässer sowie die in Ausnahmefällen beschriebene subkutane CO_2-Applikation wird nicht betrachtet.

Es sei ergänzt, daß in vielen Fällen Angaben der zur Therapie verwendeten CO_2-Konzentration fehlen oder überhaupt Angaben dazu, ob das verwendete Wasser eine wesentliche CO_2-Wirkkomponente aufweist. Da die meisten der hier betrachteten Arbeiten jedoch im klinischen Beitrag erwähnt werden, wurde diese Problematik nicht berücksichtigt.

....

Studien an gesunden Probanden

Untersuchungen an gesunden Probanden liefern grundsätzlich keine ausreichenden Informationen für die Wirksamkeit einer Therapie bei Patienten. Sie können höchstens dazu dienen, erste Informationen über mögliche Effekte und Wirkmechanismen zu gewinnen. Es liegen fünf solche Studien vor, von denen eine (KNOPF et al.) die Anwendung von CO_2-haltigem Wasser untersucht. In den übrigen Studien ging es um die CO_2-Inhalation und/oder die äußere Anwendung von CO_2-Gas.

BEER et al. (1994) verglichen in einer vermutlich randomisierten Studie Effekte eines CO_2-Gas-Bades mit einem Luftbad. Eingeschlossen wurden 22 gesunde Probandinnen. Es wurde eine »Vielzahl« von Parametern gemessen. »Einige Ergebnisse« werden dargestellt, zum Beispiel nahmen die Blutdruckwerte unter der CO_2-Behandlung ab, während sie durch das Luftbad nicht wesentlich beeinflußt wurden.

BLAIR et al. (1960) berichten über Experimente an 16 jungen Erwachsenen zur Klärung der Wirkmechanismen einer CO_2-Inhalation.

KNOPF et al. (1989) führten eine Untersuchung an 33 gesunden Probanden im Alter zwischen 35 und 55 Jahren durch, die Probanden erhielten je zehn CO_2-Bäder über 14 Tage. Es wird über eine Erhöhung der arterio-venösen Sauerstoffpartialdruckdifferenz berichtet. Andere Parameter blieben unbeeinflußt.

SCHNIZER et al. (1985) berichten über eine Studie an acht gesunden Probanden im Alter zwischen 23 und 46 Jahren zur Untersuchung des Effekts einer lokalen CO_2-Applikation auf die Mikrozirkulation. Es wird eine Verbesserung in verschiedenen Parametern angegeben.

STURM und KOVARIK (1990) führten eine Untersuchung an 12 Probandinnen durch, bei denen die Veränderung des Blutflusses in der A. uterina unter einer geschlossenen CO_2-Behandlung gemessen wurde. Es wird über eine Steigerung der Blutflußrate berichtet.

HELLER und GUTENBRUNNER (1994) berichten über eine Studie an 22 Probanden, in der Kohlensäurebäder mit Leitungswasserbädern verglichen wurden. Es wird über günstige Effekte auf die Vasomotion der Hautgefäße berichtet.

Kommentar

Mit Ausnahme der Studien von BEER et al. sowie HELLER und GUTENBRUNNER verfügen alle Untersuchungen nicht über adäquate Kontrollen, so daß beobachtete Effekte nicht zuverlässig auf die CO_2-Gabe zurückgeführt werden können.

Klinische Studien

Die folgende Bewertung klinischer Studien an Patienten orientiert sich an den vier wesentlichen Indikationsgebieten: Koronare Herzkrankheit, arterielle Durchblutungsstörungen, chronisch-venöse Insuffizienz, Hypertonie.

Koronare Herzkrankheit

Nichtrandomisierte Studien

ERNST et al. (1990) stellten in einer nichtrandomisierten Studie die Ergebnisse von 242 Patienten mit regelmäßigen CO_2-Vollbädern zwei Kontrollgruppen gegenüber, 458 Patienten ohne Bäderanwendung und 115 Patienten mit anderen Vollbädern. Behandlungsdauer und Anzahl der Bäder variierten erheblich. Bei den Patienten lag eine »klinisch manifeste kardiovaskuläre Erkrankung bzw. deren Risikofaktoren« vor.

Die Patienten waren zwischen 22 und 82 Jahren alt. Auffällig ist ein gravierender Unterschied in der Geschlechtsverteilung der drei Gruppen (zirka 85 Prozent Männer in der CO_2-Gruppe, zirka 65 Prozent Männer in den übrigen Gruppen) sowie Unterschiede in der Häufigkeit von Begleiterkrankungen). Auch bezüglich der körperlichen Aktivität ist festzustellen, daß diese zum Beispiel in der CO_2-Gruppe deutlich niedriger war als in der Gruppe ohne Badeanwendung.

Es wurden eine Reihe von hämorheologischen Parametern zwischen den Gruppen verglichen. Die Auswertung entspricht zwar nicht dem auch 1990 schon geltenden State of the Art (multiple, einseitige t-Tests), läßt aber Unterschiede zwischen der CO_2-und den Kontrollgruppen in Blutviskosität und Hämatokrit erkennen. Klinische Endpunkte werden nicht dargestellt. Die Autoren betrachten offenbar diese Untersuchung als Vorstudie, denn sie fordern die Durchführung »kontrollierter Studien, die die Wirksamkeit der CO_2-Therapie anhand von klinischen Endpunkten prüfen.«

SOROKINA et al. (1985b) berichten über eine nichtrandomisierte Studie an Herzinfarktpatienten, von denen eine Gruppe (n = 133) eine CO_2-Bädertherapie erhielt, während eine Kontrollgruppe (n = 31) mit Süßwasserbädern behandelt wurde. Schon die Verumgruppe ist bezüglich ihrer Charakteristika unzureichend beschrieben, zur Kontrollgruppe fehlen jegliche Informationen. Aussagefähige Angaben zu den Ergebnissen finden sich nicht. Die einzige Zahlenangabe zur ergometrischen Belastbarkeit deutet nicht darauf hin, daß Unterschiede zwischen Verum- und Kontrollgruppe bestehen.

In einer weiteren Studie an 69 Infarktpatienten, von denen 37 »trockene« Kohlensäurebäder erhielten und 32 Patienten Bäder ohne Zugabe von CO_2,

wird über Verbesserungen zum Beispiel der Toleranz gegenüber physischer Belastung berichtet.

Kommentar
Eine Randomisierung ist die wichtigste Schutzmaßnahme vor verzerrten Aussagen in kontrollierten Studien. Ihr Fehlen muß daher als gravierender Planungsmangel der vorliegenden Studien bezeichnet werden, erschwert dadurch, daß weder von Seiten der hier geprüften Therapie noch von Seiten der infrage stehenden Indikationen Schwierigkeiten für randomisierte Studien bestehen.

Randomisierte Studien
Derartige Studien liegen nicht vor.

Arterielle Durchblutungsstörungen

Unkontrollierte Studien
MAY (1980) berichtet über die Anwendung eines Segment-Kohlensäure-Gasbades bei gesunden Personen sowie bei Patienten mit arteriellen Durchblutungsstörungen der Beine. Es werden günstige Veränderungen der Durchblutung mitgeteilt.

HARTMANN et al. (1990b) berichten über die Anwendung eines fluoridhaltigen Säuerling mit einem CO_2-Gehalt von 2,7 g/l Wasser bei 30 Patienten mit pAVK im Fontaine Stadium II. Es werden günstige Veränderungen der Durchblutung mitgeteilt.

3

Kommentar

Studien ohne Kontrollgruppe lassen in der hier zu diskutierenden Indikation grundsätzlich keine Aussagen über Therapieeffekte zu.

Randomisierte Studien

BEUTEL und SOBANSKI (1985) schlossen 167 Patienten mit ein- oder beidseitiger AVK (Stadium IIa und IIb) in die Studie ein. Die Patienten waren zwischen 29 und 67 Jahre alt. Bei 84 Patienten wurde eine Kombinationstherapie aus jeweils 10 CO_2-Mineralbädern, CO_2-Gas-Bädern der Beine, Reflexzonenmassage sowie Muskelgefäßtraining durchgeführt. Die übrigen Patienten erhielten eine Behandlung mit zweimal wöchentlicher Trockensauna sowie Muskelgefäßtraining wie bei der ersten Variante. Die Gesamtdauer der Behandlung ist nicht angegeben, sie scheint zwischen vier und fünf Wochen betragen zu haben.

Informationen zur Strukturgleichheit der Patientengruppen werden nicht geliefert.

Die Ergebnispräsentation ist etwas unklar. Einerseits wird bei zwei der Zielgrößen (Peakflow und Fuß-Ergometrie) für die erste Therapiegruppe ein n von 168 genannt, für die Gehstrecke ein n von 84. Für die zweite Therapiegruppe fehlen die Angaben. Offenbar wurden hier bei den ersten beiden Merkmalen Beine und nicht Patienten ausgewertet, ein inakzeptables Vorgehen. Als einziger verwendeter statistischer Test wird der t-Test für Paardifferenzen genannt. Dieser ist jedoch für den durchgeführten Vergleich der beiden Therapiegruppen nicht sinnvoll. Der berichtete Unterschied in der Zunahme der Gehstrecke (150 m unter der ersten Therapievariante, 85 m unter der zweiten Therapievariante) soll »signifikant« sein, was aber wegen fehlender Angabe der Standardabweichungen nicht nachvollziehbar ist. Der Unterschied resultiert außerdem allein aus gravierenden Anfangsunterschieden (511 m unter Therapievariante 1 und 596 m unter Therapievariante 2). Die Endwerte (661 m vs. 682 m) unterscheiden sich nicht wesentlich.

Kommentar

Die »Randomisierung« ist in dieser Studie nicht näher beschrieben. Aufgrund der sehr unterschiedlichen Anfangswerte der Gehstrecke bestehen daher Zweifel an einer adäquaten Zufallszuteilung, damit auch Zweifel daran, ob wirklich eine Therapievariante der anderen überlegen ist. (Zu geplanten Zielkritierien und Fallzahlen findet man in der Publikation keine Angaben). Selbst dann jedoch, wenn wie die Autoren schlußfolgern, »die Therapievariante A zu günstigeren Therapieergebnissen führt«, kann dies wegen der komplexen und auch in anderen Details unterschiedlichen Therapieschemata nicht als Effekt der CO_2-Bäder interpretiert werden.

BURNUS et al. (1994) berichten über eine randomisierte Cross-over-Studie an 18 Patienten mit mäßiger peripherer AVK (Stadium nicht angegeben). Die Patienten waren zwischen 42 und 76 Jahre alt mit einer mittleren schmerzfreien Gehstrecke von 285 m.

Die Patienten erhielten randomisiert am ersten Tag ein Unterschenkelbad, das entweder nur aus frischem Wasser bestand oder mit CO_2-angereichert war. Am zweiten Tag erhielten die Patienten die jeweils andere Behandlung. Leider wird nicht mitgeteilt, ob die Behandlung und die Beurteilung der Effekte unter verblindeten Bedingungen erfolgten.

Angaben zur Strukturgleichheit der beiden Gruppen finden sich nicht.

Es wird mitgeteilt, daß weder der brachial gemessene Blutdruck noch der am Sprunggelenk gemessene Druck (Doppler) durch die Bäder beeinflußt wurde. Die Ergebnisse des Laser-Dopplers zeigten deutlich höhere Werte *während* des CO_2-angereicherten Bades (0,48 V vs. 0,16 V). Die Werte in der CO_2-Gruppe nahmen nach dem Bad ab, blieben aber tendenziell oberhalb der Kontrollgruppe. Die Messung des Sauerstoffpartialdrucks zeigte einen ähnlichen, wenn auch wesentlich weniger ausgeprägten Verlauf.

Kommentar

Offenbar ordentlich geplante Studie, die in einigen der dargestellten Merkmale Effekte erkennen läßt. Inwieweit diese klinisch-relevant sind, kann nicht beurteilt werden. Klinische Endpunkte (zum Beispiel Gehstrecke) werden nicht dargestellt.

HARTMANN (1995) berichtet über ein randomisierte Studie an 16 Patienten mit M. Raynaud, 14 Frauen und 2 Männer im mittleren Alter von 51 Jahren. In einem Akutversuch wurden zwei Therapien mit einem 20 minütigen Handbad, in der einen Gruppe mit CO_2-angereichert, verglichen.

Die Strukturgleichheit der Patienten wird nicht dargestellt.

In den mitgeteilten Durchblutungsparametern werden Verbesserungen der CO_2-Behandlung gegenüber dem reinen Wasserbad geltend gemacht. Die dargestellte Auswertung ist jedoch nicht nachvollziehbar (fehlende Angabe der verwendeten Tests, fehlende Angabe der Standardabweichungen).

In einem weiteren Versuch über eine vierwöchige Anwendung an den gleichen Patienten wurden die Akuteffekte im wesentlichen bestätigt. Zu dieser Studie wird auch eine Abbildung mit der Veränderung klinischer Parameter (Schweregrad, Dauer und Häufigkeit von Raynaud-Episoden) mitgeteilt. Sie ist jedoch völlig unverständlich und insofern sind die dort behaupteten Effekte nicht interpretierbar.

Kommentar
Anscheinend randomisierte Studie mit Planungsmängeln (nicht verblindet, fehlendes Zielkriterium). Insofern wären die beschriebenen klinischen Effekten auch bei adäquater Beschreibung nicht zuverlässig der CO_2-Therapie zuzuschreiben.

HARTMANN et al. (1991a) berichten über eine Studie an 16 Patienten (15 Männer, 1 Frau) im Alter zwischen 49 und 71 Jahren. Die litten an einer Arteriosklerose (offenbar periphere AVK) des Stadiums Fontaine II. Ihre durchschnittliche (schmerzfreie?) Gehstrecke betrug 265 m. Bei den Patienten wurden im randomisierten Seitenvergleich die Effekte auf die akrale Durchblutung eines 20-minütigen Süßwasser- und eines 20-minütigen CO_2-Wasserbades der Unterschenkel verglichen. Am folgenden Tag wurde das zunächst in Süßwasser getauchte Bein in CO_2-haltigem Wasser gebadet und umgekehrt.
    Die Autoren berichten über günstige Effekte auf Laser-Doppler-Signal sowie auf den transkutan gemessenen Sauerstoffpartialdruck unter der CO_2-Therapie im Vergleich zum Wasserbad.

Kommentar
Offenbar randomisierte Studie mit Planungsmängeln (fehlende Doppelblindheit), klinische Merkmale werden nicht dargestellt.

In einer ähnlichen Untersuchung (HARTMANN et al. 1991b) an 15 Patienten (6 Frauen, 9 Männer) im Alter zwischen 44 und 79 Jahren wurden bei gleichem Vorgehen ähnliche Ergebnisse erzielt. Inwieweit sich die beiden Kollektive überschneiden, ist unklar.
    Von den gleichen Autoren liegt eine weitere Publikation vor (HARTMANN und BASSENGE 1989), in der Effekte auf die lokale Hautdurchblutung durch CO_2-haltige Fußbäder untersucht wurde. Einbezogen wurden neben gefäßgesunden Personen und Diabetikern 19 Patienten mit pAVK sowie 12 Patienten mit chronisch-venöser Insuffizienz. Im Vergleich zu einem Süßwasserbad zeigten sich deutliche Veränderungen des Laser-Doppler-Signals. Klinische Merkmale werden nicht dargestellt.

Chronisch-venöse Insuffizienz

Unkontrollierte Studien
GARREAU und GARREAU-GOMEZ (1985) berichten über Untersuchungen an 73 Kur-Patienten, die am Anfang und am Ende ihrer Thermalkur plethysmographisch untersucht wurden. Die Patienten litten an venösen Erkrankungen.

Ein Hinweis darauf, daß das verwendete Wasser der Barbotan-Quelle sich durch einen hohen CO_2-Gehalt auszeichnet, findet sich nicht.

HARTMANN et al. (1990c) berichten über eine Untersuchung an 30 Patienten (19 Frauen, 11 Männer) im Alter zwischen 41 und 78 Jahren, die an einer chronisch-venösen Insuffizienz beider unterer Extremitäten im Stadium II litten. Es wird über positive Veränderungen der venösen Kapazität berichtet.

Kommentar

In Studien ohne Kontrollgruppe bzw. ohne andere Kontrolle (Cross-over-Studie) sind beobachtete Veränderungen nicht der angewandten CO_2-Therapie zuzuschreiben. Sie mögen daher erste, orientierende Informationen für die möglichen Effekte bei Patienten liefern, für eine Wirksamkeitsbeurteilung sind sie jedoch nicht geeignet.

Randomisierte Studien

Derartige Studien liegen nicht vor.

Hypertonie

Unkontrollierte Studien

HARTMANN et al. (1984) berichten über Ergebnisse einer Untersuchung an 35 Grenzwerthypertonikern in Ruhe und unter Belastung. Die Untersuchungen wurden zu Beginn einer Kur, sowie nach 2 und 4 Wochen durchgeführt. Die Autoren berichten über eine Senkung des Ruhe- und submaximalen Belastungsblutdrucks von zirka 20 mm Hg systolisch und zirka 10 mm Hg diastolisch.

WINTERFELD et al. (1990) berichten über eine Untersuchung an 30 Patienten mit essentieller Hypertonie, die über drei Monate zweimal wöchentlich CO_2-Bäder erhielten. Es wird über einige günstige Verläufe berichtet, die Schlußfolgerung kann jedoch als klassischer Fehlschluß bezeichnet werden: »Mit der CO_2-Bad-Behandlung werden ... signifikante systolische und diastolische Ruhe-Blutdrucksenkungen erreicht«. Ohne Kontrollgruppe ist diese Aussage unmöglich.

Kommentar

In Studien ohne Kontrollgruppe bzw. ohne andere Kontrolle (Cross-over-Studie) sind beobachtete Veränderungen nicht der angewandten CO_2-Therapie zuzuschreiben. Sie mögen daher erste, orientierende Informationen für die möglichen Effekte bei Patienten liefern, für eine Wirksamkeitsbeurteilung sind sie jedoch nicht geeignet.

Nichtrandomisierte Studien

HENTSCHEL (1962) berichtet über eine Studie zu Akuteffekten an einer unbekannten Zahl von Patienten (den einzelnen Punkten in den Abbildungen nach zu urteilen, scheinen es zirka 70 gewesen zu sein). Sie wurden im Sinne eines

Cross-over-Versuchs alternierend zwei Gruppen zugewiesen, die ein CO_2-Bad und ein Süßwasserbad in unterschiedicher Reihenfolge erhielten. Die Patienten litten überwiegend an einer essentiellen Hypertonie, weitere Informationen zum Beispiel zu Alter und Geschlecht liegen nicht vor. Man bemühte sich, Einfachblind-Bedingungen zu schaffen.

Zur Strukturgleichheit der beiden Behandlungsgruppen gibt es keine Informationen.

Vier Abbildungen, die allerdings nicht in allen Details verständlich sind, scheint zu entnehmen zu sein, daß während der CO_2-Bäder eine stärkere Blutdrucksenkung beobachtet wurde als während der Süßwasserbäder.

Kommentar

Die für ihre Zeit sicher richtungsweisende Studie genügt in einigen wesentlichen Punkten nicht heutigen methodischen Standards. Vor allem sind hier die fehlende Randomisierung und Mängel in Auswertung und Darstellung zu nennen.

Randomisierte Studien

HARTMANN et al. (1989a) schlossen in eine randomisierte Studie 423 Patienten im mittleren Alter von 51 Jahren mit einer Grenzwerthypertonie ein. Die Patienten wurden mit Kohlesäure-Thermalbädern unterschiedlicher Dosierung (≤ 700 mg CO_2/l vs. 1.400 mg CO_2/l) behandelt. Die Behandlung erfolgte

über vier Wochen, das Hauptzielkriterium war die Senkung des mittleren diastolischen Ruhe-Blutdrucks gegenüber dem Ausgangswert.

Die Strukturgleichheit der beiden Behandlungsgruppen ist detailliert dargestellt. Auffallende Unterschiede fanden sich nicht.

Von den 423 randomisierten Patienten wurden nur 338 ausgewertet, die übrigen schieden vorzeitig aus. Die Veränderung des Hauptzielkriteriums war in beiden Gruppen gleich (3 mm Hg).

Kommentar

Gut geplante und sehr umfassend und sorgfältig beschriebene Studie mit negativem Ergebnis.

Zusätzliche Indikationsgebiete

Die folgenden vier Veröffentlichungen betreffen zusätzliche Indikationsgebiete:

HILDEBRANDT und STEINKE (1962) berichten über Veränderungen von Kreislaufparametern unter der Anwendung von CO_2-Bädern während einer vierwöchigen Kur bei 30 Patienten mit funktionellen Herz- und Kreislaufstörungen.

MATSUOKA et al. (1994) berichten über Veränderungen des zerebralen Blutflusses bei vier CVA-Patienten unter CO_2-Inhalation.

SHIRAKURA et al. (1988) berichten über die Anwendung von CO_2-Bädern bei sechs Patienten mit Hirngefäßerkrankungen. Klinische Daten werden nicht mitgeteilt.

WERNER et al. (1990) berichten in anekdotenhafter Form über ihre Erfahrungen mit der Anwendung von CO_2-Bädern bei der Therapie schlecht heilender Wunden.

Es liegt außerdem eine randomisierte Studie zur Therapie der Algodystrophie vor:

MUCHA (1992) berichtet über eine randomisierte Studie, in der 40 Patienten mit einer Algodystrophie zwei Behandlungen zugeordnet wurden, einer Kombination aus CO_2-Bädern und einer Übungstherapie sowie einer übungstherapeutischen Monotherapie. Nach vier Wochen wurde auch in dieser Gruppe auf eine Kombinationstherapie umgestellt.

Die Patientencharakterisierung und Darstellung der Strukturgleichheit erfolgt nur sehr unbefriedigend.

Ein konkretes Zielkriterium wird nicht definiert, stattdessen wird eine Vielzahl von Parametern dargestellt, die einen deutlich besseren Effekt der Kombinationsbehandlung gegenüber der Monotherapie erkennen lassen (zum Beispiel Ruheschmerzen, Umfangsdifferenz der Hand, Mobilisation). Es ist jedoch nicht nachvollziehbar, warum hier überall der acht Wochen-Zeitraum ausgewertet wurde, in dessen zweiter Hälfte ja alle Patienten die gleiche Therapie erhielten.

Kommentar

Studie mit Planungsmängeln (fehlende Verblindung der Therapien, kein definiertes Zielkriterium) mit zum Teil sehr ausgeprägten Effekten.

....

Fazit

Die hier diskutierten klinischen Untersuchungsergebnisse sind hinsichtlich ihrer Quantität und Qualität sowie hinsichtlich der Übereinstimmung der in ihnen erhobenen Befunde nicht ausreichend für eine fundierte Beurteilung von Risiken und Nutzen der Therapie mit CO_2-Bädern.

Es liegt überhaupt nur eine einzige akzeptable Studie zu dieser Therapieform vor, in der jedoch der Nutzen einer hohen gegenüber einer niedrigen (mutmaßlich ineffektiven) CO_2-Konzentration nicht nachgewiesen wurde und aufgrund der im wesentlichen identischen Behandlungsergebnisse als nicht existent bezeichnet werden muß.

Diese Studie bedeutet zwar nicht, daß CO_2-Bäder in der Indikation Grenzwerthypertonie grundsätzlich unwirksam sind, sie zeigt jedoch mindestens, daß die Vorstellungen über eine adäquate Dosierung nicht zutreffen.

Zur Therapie der KHK als auch zur Behandlung venöser Beinleiden liegen gar keine akzeptablen Studien vor, die Studien zu arteriellen Durchblutungsstörungen sind methodisch mangelhaft oder liefern keine Aussagen zu klinischen Zielgrößen.

....

Forschungsperspektive

Bei wohlwollender Interpretation derjenigen Studien, die sich mit Effekten von CO_2-Bädern auf hämorheologische Parameter befassen – auch diese haben überwiegend gravierende methodische Mängel – lassen sich Hinweise auf Wirkungen dieser Therapie und damit auf eine potentielle Wirksamkeit ableiten. In mehreren Verlautbarungen der vorliegenden Literatur werden größere prospektive Wirksamkeitsprüfungen gefordert oder in Aussicht gestellt.

Diese Forderung allein als auch die (bis auf die große Zahl nicht ausgewerteter Patienten) gute Studie von HARTMANN et al. zeigen, daß solche Untersuchungen in einem adäquaten biometrischen Design durchführbar sind. Wenn es dabei schwierig oder unmöglich sein sollte, die Therapien zu verblinden, dann muß wenigstens auf eine adäquate (externe) Randomisierung und eine verblindete Beurteilung des Zielkriteriums geachtet werden.

Falls eine Therapie mit CO_2-Bädern im Rahmen umfassender Interventionen (zum Beispiel Kuren oder Rehabilitationsmaßnahmen) geprüft werden soll, so muß zur klaren Interpretierbarkeit der Ergebnisse darauf geachtet werden, daß alle Begleitmaßnahmen über die Studiendauer konstant gehalten werden, jedenfalls aber nicht in Therapie- (CO_2) und Kontrollgruppe unterschiedlich sind.

....

Literatur

BURNUS, C., HARTMANN, B., DREWS, B., BASSENGE, E.: *Evaluation of the Carbon Dioxide-Balneotherapy on the Microcirculation and Oxygen Tension in Peripheral Arterial Occlusive Disease. J Jap Ass Phys Med Baln Clim 57 (1994) 167-175*

HARTMANN, B., POHL, U., BASSENGE, E.: *Veränderung des Ruhe- und Belastungsblutdrucks bei Grenzwerthypertonikern während einer Kur mit Kohlensäurebädern in Bad Krozingen. Z Phys Med Baln Med Klim 13 (1984) 48-50*

HARTMANN, B., BASSENGE, E.: *Steigerung der lokalen Hautdurchblutung durch CO_2-Fußbäder bei Normalpersonen und Gefäßpatienten: Eine Untersuchung mit der Laser-Doppler-Flußmessung. Z Phys Med Baln Med Klim 18 (1989) 57-64*

HARTMANN, B., KÜRTEN, B., DREWS, B., BASSENGE, E.: *CO_2-induzierter Anstieg von Hautdurchblutung und -sauerstoffspannung bei Patienten mit arterieller Verschlußkrankheit im Stadium der Claudicatio intermittens (II nach Fontaine). Z Phys Med Baln Med Klim 19 (1990b) 57-63*

HARTMANN, B., KÜRTEN, B., DREWS, B., BASSENGE, E.: *Reduktion der Venenkapazität bei Varikose durch Unterschenkel-Immersion in kohlendioxidhaltiges Wasser von 28°C: Effekte der Einzel- und der seriellen Applikation. Z Phys Med Baln Med Klim 19 (1990c) 64-68*

HELLER, A., GUTENBRUNNER, C.: *Kontrollierte Längsschnittuntersuchung über die Wirkung von Kohlensäurebädern auf die Vasomotion der Hautgefäße Phys Rehab Kur Med 4 (1994) 189-190*

HENTSCHEL, H.D.: *Vergleichende Untersuchungen zur Behandlung mit Kohlensäurebädern. Arch Phys Ther 14 (1962) 327-334*

HILDEBRANDT, G., STEINKE, L.: *Zur Frage der Kreislaufumstellung während der CO_2-Bäderkur. Arch Phys Ther 14 (1962) 321-326*

MATSUOKA, M., MAEDA, M., MASAKI, K., YORIZUMI, K., NUKAZAWA, T.: *Effect of Inhalation of CO_2-Gas during Artificial CO_2-Bathing for Cerebral Bloodflow in CVA-Patients. J Jap Ass Phys Med Baln Clim 57 (1994) 129-134*

SHIRAKURA, T., KURABAYASHI, H., TAMURA, J., KUBOTA, K.: *Effect of Artificial Carbon Dioxide-Bathing on Red Blood-Cell Viscosity. J Jap Ass Phys Med Baln Clim 51 (1988) 76-87*

STURM, R., KOVARIK, R.: *Doppler-Sonographie der A. uterina nach geschlossener CO_2-Behandlung. Z Phys Med Baln Med Klim 19 (1990) 90*

Die weiteren in diesem Gutachten referierten Arbeiten von
BEER et al. 1994
BEUTEL und SOBANSKI 1985
BLAIR et al. 1960
ERNST et al.1990
GARREAU und GARREAU-GOMEZ 1985
HARTMANN et al. 1989a
HARTMANN et al. 1991a
HARTMANN et al. 1991b
HARTMANN 1995
KNOPF et al. 1989
MAY 1980
MUCHA 1992
SCHNIZER et al. 1985
SOROKINA et al. 1985b
WERNER et al. 1990
WINTERFELD et al. 1990
sind bereits im klinischen Beitrag (Kapitel 02.08) aufgeführt.

11

Erkenntnisstand aus traditioneller Anwendung von Kohlenstoffdioxidbädern

M. BÜHRING, CH. GUTENBRUNNER

Natürliche Kohlenstoffdioxidbäder (Kohlensäurebäder) werden seit der Mitte des 19. Jahrhunderts zur Behandlung von Herz- und Kreislauferkrankungen genutzt. Zu den pharmakologischen Eigenschaften des CO_2 bei Applikation im Bad und den physiologischen Wirkungen der CO_2-Bäder liegen zahlreiche experimentelle Arbeiten aus den 50er und 60er Jahren unseres Jahrhunderts vor. Diese beziehen sich sowohl auf die Absorption des CO_2 durch die Haut als auch auf ihre lokalen Wirkungen auf die Hautdurchblutung und auf die Empfindlichkeit der kutanen Thermorezeption.

Weiterführende Untersuchungen zu den Immediateffekten haben sich auf vielfältige Weise vor allem mit angiologisch-kardiologischen und endokrinen Funktionen und Regelsystemen sowie mit den exkretorischen Leistungen der Niere beschäftigt. Diese Immediateffekte wurden in einem großen Umfang in gut kontrollierten Studien (Vergleich mit Süßwasserbädern) erho-

ben. Dabei wurden eindeutige Wirkungen einer einmaligen CO_2-Immersion herausgearbeitet, welche diese Maßnahme durchaus als einen spezifischen, balneotherapeutischen Reiz erscheinen lassen. (Zu den in Kapitel 02.08 bereits erwähnten Untersuchungen könnten weitere z.B. zu endokrinologischen Veränderungen und zur diuretischen Reaktion ergänzt werden.)

Die umfassenden Änderungen kardiovaskulärer Funktionen mit einer Abnahme des peripheren Widerstandes bei einer relativen Bradykardie und erhöhtem Schlagvolumen liefern Hinweise, aus welchem prinzipiell günstige Wirkungen für eine einmalige Behandlung abgeleitet werden könnten. Der Hafteffekt solcher Wirkungen kann aber nicht sicher abgeschätzt werden.

Vorübergehende Verschlechterungen einzelner klinischer Parameter im Verlauf einer seriellen, kurörtlichen Therapie bis zu einer auffälligen Häufung kardialer Todesfälle in bestimmten Behandlungsphasen (im Sinne sogenannter Kurkrisen) sind ein weiteres Indiz, welches die Interpretation einer CO_2-Balneotherapie im Sinne einer adaptiven Wirkungsweise nahe legt.

Von klinischem Interesse sind vor allem die Ergebnisse mehrwöchiger Behandlungsserien. Die wichtigsten, von Kur- und Badeärzten beanspruchten Indikationen wurden sowohl bei einer mit Fachwissenschaftlern besetzten Konsenskonferenz als auch durch die Aufbereitungskommission B8 des damaligen Bundesgesundheitsamtes anerkannt. Es handelt sich dabei um:

- Arterielle Hypertonie im Stadium I und II nach WHO,
- periphere arterielle Verschlußkrankheit und funktionelle arterielle Durchblutungsstörungen,
- Mikrozirkulationsstörungen und trophisch bedingte Ulcera der Haut,
- neurovegetativ bedingte Herz- und Kreislaufstörungen,
- chronische venöse Insuffizienz und
- Algodystrophiesyndrom.

Obwohl auch zu den nachfolgenden Indikationen klinische Erfahrungen vorlagen und eine (patho-)physiologische Evidenz einer Wirksamkeit bestand, wurden koronare Herzkrankheit und Herzinsuffizienz (Stadium I und II nach NYHA) von der Kommission B8 nicht als Indikationen anerkannt. Dieses geschah in einer kritischen Abwägung von der Tragweite einer entsprechend erweiterten Indikationsstellung und der Sicherheit der Datenlage.

Den Ergebnissen einer kritischen Würdigung bisher vorliegender klinischer Studien in dem Gutachten Windeler kann nicht widersprochen werden. Windeler kommt zu dem Ergebnis, daß bisher durchgeführte Untersuchungen den modernen Ansprüchen klinischer Forschung nicht gerecht werden. Die aktuelle Problematik besteht also nicht etwa darin, daß Ansprüche von Vertretern der CO_2-Balneotherapie falsifiziert werden konnten, als vielmehr in der bedauerlichen Tatsache, daß anspruchsvolle Studien bisher nicht durchgeführt worden sind.

Mehrere, allerdings unzureichend kontrollierte Studien zeigen auf, daß solche Untersuchungen durchaus durchgeführt werden könnten. Für CO_2-Bäder besteht der besondere Vorteil, daß diese auch künstlich herstellbar sind. Es bleibt allerdings offen, ob die besonderen Bedingungen des Kurortes mit einer allgemeinen Entlastung des Patienten nicht eine wichtige Voraussetzung für eine gesunde Reaktion und sinnvolle Verarbeitung balneologischer »Reize« sind.

Forschungsperspektiven

Eine weiterführende klinische Forschung hätte sich vor allem mit den beanspruchten und (nach dem Urteil anwendender Ärzte) bewährten Indikationen zu beschäftigen. Inzwischen liegen allgemein anerkannte Protokolle vor, mit denen auch subjektive Einschätzungen und Beschwerden der Patienten erfaßt werden können, die sich einer exakten Analyse bisher entzogen hatten.

Grundlagenforschung zu den Wirkungsmechanismen sollte auch neue Möglichkeiten der Rhythmusanalyse berücksichtigen (z.B. die Variabilität der Herzfrequenz). Mit leicht meßbaren endokrinen Parametern sind jetzt auch gute Einblicke in die generelle innersekretorische und in die spezifische Regulation des Blutdrucks möglich.

Nicht gewürdigt wurden bisher die ebenfalls beanspruchten Indikationen bei Erkrankungen des Bewegungsapparates. Grundsätzlich ist für möglich zu halten, daß mit verbesserten trophischen Verhältnissen (z.B. in der Muskulatur) es auch zu einem geringeren sympathischen Antrieb auf zentralnervöse Strukturen kommt, welche die Herz- und die periphere Gefäßregulation steuern.

Sektion 06,
Elektro- und
Ultraschalltherapie

Editorin: V. Fialka

Nieder- und Mittelfrequenztherapie Teil 1: Elektrostimulation bei Schmerzen

Schmerzbekämpfung ist eine häufige Anforderung an den Arzt. Neben medikamentösen Verfahren stehen Methoden der Physikalischen Medizin zur Verfügung. Die Möglichkeiten einer Schmerzbehandlung mittels Elektrotherapie werden in diesem Kapitel vorgestellt.

Stichworte: Schmerztherapie mit niederfrequenten Strömen; Gleichstromtherapie; Galvanisation; Iontophorese; Reizstromtherapie mit Hautindikation Elektroanalgesie. Impulsgalvanisation; Reizstromtherapie nach Träbert; Diadynamische Ströme nach Bernard; Hochvolttherapie; Mittelfrequenztherapie; Interferenzstrom; Indikationen; Kontraindikationen; Allgemeine praktische Richtlinien; Literatur; Zusammenfassung

MARTA I. KORPAN, VERONIKA FIALKA

Einleitung

Die Bekämpfung von Schmerzen ist eine der ältesten Aufgaben der Elektrotherapie. Deren Wirkung und Wirksamkeit ist bislang noch nicht restlos geklärt. Nach dem derzeitigen Erkenntnisstand werden zwei körpereigene Schmerzsysteme: ein segmental spinales und ein supraspinal-zentrales System angenommen, die schmerzkontrollierend und modulierend wirksam sind (BONICA et al. 1983). Obwohl in der Praxis häufig angewendet, existieren nur wenige qualifizierte Studien zur Wirksamkeit der verschiedenen Elektrotherapieverfahren. Die einzelnen Verfahren, deren Indikation, Kontraindikation und praktische Anwendung beim Schmerz sollen

Dieser Beitrag zeigt Ihnen:
- auf welchen physiologischen Grundlagen die Elektrostimulation basiert,
- wie nieder- und mittelfrequente Ströme im Rahmen der Schmerztherapie therapeutisch eingesetzt werden können,
- welche speziell entwickelten Therapiemethoden gängig sind,
- wie diese Verfahren praktisch Anwendung finden.

anhand der nur spärlich vorhandenen Literatur im folgenden näher erläutert werden.

Pathogenese des Schmerzes

Pathogenetisch werden fünf verschiedenen Schmerzarten diskutiert (ZIMMERMANN 1988; siehe Kapitel 01.06).

■ Nozizeptorenschmerz: Die Signale von Nozizeptoren werden über Nervenfasern fortgeleitet. Es handelt sich dabei um dünne, afferente, sensible C-Fasern mit einer Leitungsgeschwindigkeiten unter 2 m/s und um die A-σ-Fasern mit einer Leitungsgeschwindigkeit von etwa 10 m/s. Nozizeptoren werden besonders durch algogene Substanzen erregt, unter denen Prostaglandine eine wesentliche Rolle spielen, sie übermitteln Schmerzreize ans zentrale Nervensystem. Bei jeder Erregung werden nicht nur Impulse ins zentrale Nervensystem weitergeleitet, sondern gleichzeitig werden an den Nervenendigungen Substanzen in das Gewebe sezerniert, die eine durchblutungssteigernde Wirkung haben. Bei diesen Substanzen handelt es sich vorwiegend um Neuropeptide, z.B. Substanz P und CGRP (Calcitonin gene-related peptide). Neuropeptide werden in den Zellkörpern im Spinalganglion gebildet und mit dem axoplasmatischen Fluß sowohl in die Nervenendigungen im Rückenmark transportiert als auch in die peripheren Nervenendigungen, z.B. in der Haut. Die Freisetzung von Neuropeptiden in peripheren Organen führt zu einer Gefäßerweiterung und zu einer Freisetzung gefäßakti-

ver Substanzen aus immunkompetenten Zellen (EDEL 1991).

■ Neuropathischer Schmerz: Neuralgie. Dieser Schmerz entsteht durch die Erregung von Schmerznervenfasern auf ihrem Weg in der Neuraxis (ZIMMERMANN 1988).

■ Deafferentierungsschmerz: Er entsteht durch abnorme Erregungen von Neuronen im ZNS (RM) nach Verlust sensorischer Afferenzen (BONICA et al. 1983).

■ Reaktiver Schmerz: Nozizeptorenerregungen werden durch Reflexe über die Motorik (Muskelhypertonus) oder über sympathische Nerven weitergeleitet (EDEL 1991).

■ Psychosomatisch bedingte Schmerzen: Schmerz ist als körperlicher Ausdruck seelischer Belastungen (Konflikte), z.B. bei Migräne und Kreuzschmerz bekannt, er ist in erster Linie eine Indikation für psychotherapeutische, nicht elektrotherapeutische Verfahren. Zumindest für elektrotherapeutische Methoden in höheren Ebenen der Neuraxis sollten sie deshalb durch entsprechende diagnostische Maßnahmen ausgeschlossen werden (ZIMMERMANN 1988).

Schmerztherapie mit niederfrequenten Strömen

Als Niederfrequenztherapie wird die Elektrotherapie im Frequenzbereich von 0 bis 100 Hz bezeichnet. Die Niederfrequenztherapie wird dabei in zwei Gruppen gegliedert:
- Gleichstromtherapie
- Reizstromtherapie.

Zunächst sollen die zugrundeliegenden physiologsichen Gegebenheiten kurz erläutert werden.

Physiologische Wirkprinzipien

Die niederfrequenten Ströme haben besondere elektrophysiologische Wirkungen auf Rezeptoren, Nerven und Skelettmuskeln, die man als »Aktivierung« bezeichnet.

Elektrochemische Wirkung des Gleichstroms

Unter dem Einfluß eines Gleichstroms kommt es in einem Leiter 2. Klasse (die Ladungsträger sind beim Leiter 2. Klasse Ionen, beim Leiter 1. Klasse Elektronen) zur elektrolytischen Dissoziation (EDEL 1991; siehe Kapitel 06.02). Die negativ geladenen Anionen wandern zur positiven Anode, die Kationen zur Kathode. Direkt unter den Elektroden verlieren die Ionen ihre Ladung und gehen mit den Molekülen der Lösung neue Verbindungen ein. Unter dem negativen Pol kommt es zur Bildung basischer, unter dem positiven Pol zur Bildung saurer Reaktionsprodukte, die an der Haut zu Verätzungen führen können. Um elektrolytische Vorgänge an der Haut zu vermindern, wird eine sechs- bis achtfache Frottee-Zwischenlage zwischen Haut und Elektroden gelegt (SENN 1990).

Die durch die Ionenwanderung ausgelösten Veränderungen des chemischen Milieus in den durchströmten Geweben sind die Grundlage analgetischer Wirkung der konstanten Galvanisation. Veränderungen an den verschiedenen Membranstrukturen und Aktivierung von Nozizeptoren durch Änderung des Ionengleichgewichts führt zu einer Aktivierung der hemmenden Kontrollzentren im Hirnstamm. Die Wirkung des physikalischen Anelektrotonus (anodischen Elektrotonus) und die Nachwirkung des applizierten Stroms dämpfen die Erregbarkeit der Nozizeptoren, der betroffenen Motoneurone und Nervenfaserabschnitte (FIELDS und HEINRICHER 1985). Nach Abschalten des Stroms kommt es zu einer rückläufigen Ionenverschiebung, dem sogenannten Polarisationsstrom, der bis zu 60 Minuten dauern kann.

Polarisationswirkung des Gleichstroms

Gewebe, deren Strukturen parallel zu den Feldlinien des Gleichstromfeldes laufen, können tonisch polarisiert wer-

3

den. Die Ruhemembranpotentiale werden an der Anode hyperpolarisiert, an der Kathode depolarisiert. Eine Hyperpolarisation (anodische Polarisation) hemmt die tonische Erregungsaktivität, eine Depolarisation (kathodische Polarisation) fördert die Erregungsbildung. Die für die Polarisierung notwendige Längsstrukturierung ist beim Menschen allerdings nur an den Extremitäten gegeben, dort ist es möglich, durch geeignete Schaltung eine Hyporeflexie hervorzurufen. Eine aufsteigende Galvanisation vor der Elektrostimulation erhöht bei denervierter Muskulatur durch die Polarisationsphänomene die Ansprechbarkeit für die anschließend durchgeführte Exponentialstrombehandlung.

Schmerzlindernde Effekte des Gleichstroms werden besonders an der Anode beobachtet. Durch den hyperpolarisierenden Effekt des Pluspols auf sensorischen Nervenfasern kommt zur Herabsetzung der Erregungsschwelle. SHEALY und MAULDIN (1994) fanden allerdings keine signifikanten Unterschiede hinsichtlich des analgetischen Effektes von Kathode und Anode.

Neurophysiologische Wirkung der Reizstromanalgesie

Die neurophysiologischen Schmerzkonzepte beruhen auf der sog. Gate-Kontroll-Theorie (gate control theory, MELZACK und WALL, 1965, 1982). Der durch die Nervenreizung ausgelöste Strom afferenter Erregungen in den vorwiegend schnelleitenden afferenten Nervenfasern hemmt auf verschiedenen Ebenen des Zentralnervensystems die Übertragung innerhalb der langsamleitenden afferenten »Schmerz«-Systeme. Nach dem derzeitigen Erkenntnisstand können für Neuroelektrostimulation (NES) zur Schmerzbekämpfung zwei körpereigene Schmerzsysteme angenommen werden, die schmerzkontrollierend (-modulierend) wirksam sind und die durch geeignete NES-Verfahren aktiviert werden können. Diese Schmerzhemmsysteme sind: ein segmental spinales und ein supraspinal-zentrales System (BONICA et al. 1983).

Klinische Effekte des Gleichstroms

■ Verminderte Schmerzhaftigkeit im Anschluß an die Behandlung. Wirkungsmechanismus: Das gegensinnige Fließen der Anionen und Kationen stört das Ionenmilieu um die erregbaren Membranen; dieses dämpft die Erregbarkeit der Schmerzrezeptoren (FITZGERALD 1991).

■ Aktivierung der nervösen Hautfunktionen, sog. trophische Wirkung während der Behandlung. Wirkungsmechanismus: Die Gleichstromspannung bzw. der Gleichstromfluß reizen direkt die vielfältig wirksamen Rezeptoren in der Körperschale; dies wirkt belebend auf viele Funktionen, die von der Haut abhängig sind (SENN 1986).

■ Reduktion des Muskeltonus, sogenannte elektrotonische Polarisationswirkung während der Längsgalvanisation (durch die Elektrodenanordnung bedingter Gleichstromfluß innerhalb der Verlaufsrichtung der Nerven- und Muskelfasern). Wirkungsmechanismus: Die anodische Polarisation innerhalb einer absteigenden Längsgalvanisation einer Extremität dämpft die dem Muskeltonus zugrunde liegende nervöse Aktivität (FUKUSHIMA et al. 1975).

■ Reizwirkung, aber nur, wenn Gleichstrom in Impulsform angewendet wird.
Wirkungsmechanismus: Die Gleichstromimpulse reizen im Gebiet der Kathode sensible Nervenfasern, Rezeptoren und motorische Nervenfasern (WALL und MELZACK 1989).

Klinische Anwendung der Gleichstromtherapie

Diese Therapieform – der Strom fließt dabei mit gleichbleibender Stärke in gleicher Richtung – gehört zu den ältesten Elektrotherapieverfahren in der Schmerzbekämpfung. Es werden zwei Methoden angewandt:

– konstante Galvanisation
– Iontophorese.

Galvanisation

Eine Galvanisation wird, je nach Schmerzausdehnung, lokal, regional (z.B. entlang der gesamten Wirbelsäule) oder generalisiert (Stanger-Bad) durchgeführt. Bei Verwendung von Plattenelektroden (Blei, Zink, Weichgummi) ist zwischen die Elektrode und die Haut eine mehrfach gefaltete, angefeuchtete Zwischenschicht aus Frottierstoff, Viskoseschwammmaterial oder Vliesstoff anzubringen. In diese Zwischenschicht werden die sauren bzw. alkalischen Reaktionsprodukte beim Übergang des Stromes in die Haut aufgenommen. Die Tücher sind nach jedem Gebrauch sorgfältig auszuwaschen.

Dosierungs- und Behandlungsparameter
Als therapeutisch wirksam gelten Intensitäten bzw. Stromdichten (Stromstärken pro Elektrodenfläche der aktiven Elektrode [mA/cm^2]) von 0,5 mA bis 2,0 mA pro 10 cm^2 (EDEL 1991). Das Ein- und Ausschalten soll mit langsam abfallender Stromstärke erfolgen. Die Dosierung im Stanger-Bad richtet sich nach der Anzahl der aktiven Elektroden, meist zwischen 100 und 400 mA (maximal 3.000 mA; SHEALY und MAULDIN 1994). Bis zu Zweidrittel des Stroms gehen allerdings nicht durch den Körper, sondern nehmen nach den Kirchhoffschen Vertei-

5

lungsgesetzen den Weg des geringeren Widerstandes durch das Wasser.

Bei einer Dauer der Einzelbehandlung von 5 bis 20 min wird eine Serie von 5 bis 20 Einzelbehandlungen mit einer Behandlungsfrequenz von zwei- bis fünfmal wöchentlich verordnet. Eine Galvanisation kann, bei Beachtung der Kontraindikationen, für alle akuten und chronischen Schmerzzustände angewendet werden, außerdem als Vorbereitung für eine Muskelstimulation.

Die Nachwirkungen sind Hyperämie der Haut unter den Elektroden, flache Eindellung (Ausbildung einer Hautvertiefung) unter der Anode, Überempfindlichkeit gegen den elektrischen Strom (Art allergischer Hautreaktionen mit schmerzhafter Rötung unter den Elektroden). Sie sind ungefährlich, solange die Dosierungsrichtlinien und Kontraindikationen beachtet werden.

Indikationen

Das Leitsymptom ist der subkutane bis subchronische Weichteilschmerz im Bereich des Bewegungsapparates, der in zwei verschiedenen Formen auftreten kann: diffuser, ausgedehnter oder lokaler, begrenzter Weichteilschmerz.

Kontraindikationen

Die Kontraindikationen sind in Tabelle 1 wiedergegeben. Bei Patienten mit Herzschrittmachern sollte überhaupt keine Elektrotherapie durchgeführt werden,

Tabelle 1: Kontraindikationen für die Galvanisation

- Hautdefekte, -rhagaden, -ekzeme
- infektiös bedingte Entzündungen der Haut
- Hautsensibilisationsstörungen
- Metallimplantante im unmittelbaren Bereich des Stromflusses
- implantierte elektronische Geräte
- Medikamenten-spezifische Kontraindikationen
- fieberhafte Erkrankungen und manche neuromuskuläre Erkrankungen, z.B. akute Nerven- und Muskelentzündung, Polymyositis, Polyneuritis
- Thrombophlebitiden und Thrombose
- periphere arterielle Verschlußkrankheit ab dem Stadium IIb (Cave: »Steal effect«)
- Gerinnungsstörungen
- Tumoren
- Schwangerschaft

da die vom Therapiegerät erzeugten Impulse, auch wenn sie weit entfernt von der Sonde appliziert werden, die Schrittmacherfunktion beeinträchtigen können. In jedem Fall ist es sicher, bei Schrittmacherpatienten auf andere Methoden der physikalischen Therapie auszuweichen. Zu beachten ist außerdem, daß die durchblutungsfördernde Wirkung der

Galvanisation zumindest theoretisch einen »Steal effect« induzieren kann.

Iontophorese

Bei der Iontophorese muß das Medikament in ionisierter Form vorliegen, da sonst eine gerichtete Wanderung im elektrischen Feld nicht möglich ist (SADIL und SADIL 1994, GRAY et al. 1995). Die Wanderungsgeschwindigkeit hängt von vielen Faktoren ab, unter anderem von der Ionengröße. Eine exakte Dosierung nur schwer möglich. Für die meisten Pharmaka beträgt die Eindringtiefe nur 2 bis 3 mm, für J^{131} allerdings wurde eine Eindringtiefe bis zu sechs Zentimeter (SCHUHFRIED und FIALKA 1995) nachgewiesen. Für die Dexamethason-Iontophorese konnte gezeigt werden, daß die lokale Konzentration des Kortisons nach einer Iontophorese höher war als bei systemischer Anwendung (GLASS et al., 1980).

Auf die Kathode können folgende Anionen aufgelegt werden: Salyzylat, Halogene (KJ), Butazolin, Indocid-Gel, Voltaren-Emulgel, Rheumon-Gel, Traumon-Gel, Mobilat-Gel, Nikotinsäure. Auf die Anode sind unter anderem folgende Kationen aufzubringen: Azetylcholin, Adrenalin, Histamin, Prokain, Butazolidin, Hyaluronidase, Argentum nitricum.

Begleitionen in der Lösung beeinträchtigen die Iontophorese des gewünschten Ions beträchtlich, NaCl z.B.

reduziert den Ionentransport bei der Salizyliontophorese fast auf die Rate ohne Strom (LAYMAN et al. 1986). Sind im Gel neben dem Wirkstoff allerdings andere, unter Umständen kleinere Ionen vorhanden, wird der Transport des Wirkstoffes von »Fremdionen« massiv behindert.

Dosierungs- und Behandlungsparameter
Die Wahl der Stromdichte (Intensität) richtet sich – unter Berücksichtigung der Maximalstärken – nach dem subjektiven Empfinden des Patienten. Die Stromdichte beträgt die Hälfte der Dosierung der Galvanisation (maximal 0,05 mA/cm^2). Die Stromempfindlichkeit ist von Patient zu Patient unterschiedlich ausgeprägt; dem muß in der Dosierung unbedingt Rechnung getragen werden. Die Intensität des Stroms wird innerhalb knapp einer Minute langsam und kontinuierlich verstärkt (»hochgeregelt«), bis der Patient das Fließen des Stroms in der Haut deutlich »kribbelnd« spürt.

Ein allgemeingültiges Dosierungsschema läßt sich nicht aufstellen. Prinzipiell gilt: beim akut entzündlichem Prozeß ist die Dosierung niedrig, bei chronisch degenerativer Erkrankung ist sie höher. In der Praxis hat sich bewährt, die Dosierung als Einheit aus folgenden drei Elementen zu betrachten:
– die individuelle Stromstärke mit der jeweils gestatteten Maximalstärke

- die Dauer der Einzelbehandlung
- die Behandlungshäufigkeit.

Die Zeit der Einzelbehandlung richtet sich nach der Art des eingesetzten Arzneimittels. Bei der Iontophorese gilt niemals »Je länger – desto besser«. Die empfohlenen Zeiten sind gemäß den Angaben des Herstellers einzuhalten! Die Behandlung mit Lokalanästhetika dauert z.B. 10 Minuten, mit Jod-Kali 20 Minuten.

Die Iontophorese wird bei akut-entzündlichen schmerzhaften Erkrankungen täglich angewendet, bei chronisch-degenerativen Prozessen dreimal pro Woche. Der Wirkungseintritt muß bereits nach wenigen Behandlungen spürbar sein. Nach vier bis sechs Behandlungen ist eine Überprüfung der Therapie notwendig. Ist keine Wirkung festzustellen, ist die Indikationsstellung zu überdenken. Eine erfolgreiche Therapie ist mit ca. 12 Behandlungen abgeschlossen. Meistens ist die Wiederholung einer Behandlungsserie nach einer Behandlungspause von Wochen nur dann sinnvoll, wenn die Beschwerden und Befunde während der ersten Behandlungspause gut auf die Iontophorese angesprochen haben. Der erneute Einsatz der Iontophorese für andere Beschwerden mit einer neuen Lokalisation ist selbstverständlich möglich.

Die Nachwirkungen entsprechen denen der Galvanisation. Nebenwirkungen können zusätzlich durch das jeweilige Medikament, z.B. größere rote Flekken am ganzen Körper, besonders am Hals, nach zu stark dosierter Histamin-Iontophorese wie beim Gleichstrom bewirkt werden.

Indikationen
Die chronisch-entzündlichen Störungen im Bewegungsapparat mit dem Hauptsymptom Schmerz sind die wichtigsten Anwendungsgebiete für die Iontophorese.

Als Hauptindikationen gelten:
- Arthralgien,
- schmerzhafte Periarthopathien,
- Arthrosen,
- Myalgien,
- Neuralgien,
- Tendinitis,
- Tendovaginitis,
- radikuläre Syndrome.

Kontraindikationen
Prinzipiell gelten die Kontraindikationen zur Galvanisation (Tabelle 1) sowie die Kontraindikationen gegen das jeweilige applizierte Medikament.

Klinische Anwendung der Reizstromtherapie

Diese Therapieform mit der Hauptindikation Elektroanalgesie besteht aus:
- Impulsgalvanisation
- Diadynamische Ströme nach Bernard
- Hochvolttherapie

– Transkutane elektrische Nervenstimulation (TENS).

Impulsgalvanisation (IG) und Reizstrom nach Träbert

Zur Behandlung dienen rechteckige bzw. dreieckige Impulsserien bestimmter Periodik. Die einzelnen anschwellenden Impulse dauern etwa 1 ms. Es werden vorwiegend zwei Stromformen verwendet:

- Die IG 30/50 besteht aus Dreieckimpulsen mit 30 ms Schwelldauer, 50 ms Schwellpause und einer Frequenz von 12,5 Hz.

- Die IG 50/70 besteht aus amplitudenmodulierten Impulsen mit 50 ms Impulsdauer und 70 ms Impulspause (Anwendung vor allem bei Schmerzsyndromen).

Bei Positionierung der Elektroden ist die Polung am Schmerzareal, am Trigger- bzw. Akupunkturpunkt kathodisch. Die für die Schmerzbehandlung benutzten Intensitäten werden gesteigert bis zum Auftreten eines deutlich vibrierenden Stromgefühls unter den Elektroden. Die Einzelbehandlung beträgt 10 bis 20 Minuten bei meist täglicher Behandlung und Behandlungsserien von 10 bis 15 Anwendungen.

Eine Sonderform der Impulsgalvanisation stellt die Reizstromtherapie nach Träbert dar: Diese empirisch von dem praktischen Arzt Träbert aus Trier gefundene und nach ihm benannte wirksame Reizstromform (IG 2/5, Rechteckimpulse, 143 Hz) wird vor allem zur Schmerzbekämpfung eingesetzt und fand rasch weite Verbreitung in der Schmerzbehandlung (TRÄBERT 1960). Die Betonung der analgetischen Komponente legt eine etwas längere Applikationszeit mit konstanter Amplitude nahe und zwingt deshalb zur Vermeidung einer gleichzeitigen wesentlichen Muskelwirkung.

Diadynamische Ströme nach Bernard

Diese Stromart ist als Mischstrom zu bezeichnen, weil neben den Impulsströmen (10 ms Impulsbreite) immer ein sensibel unterschwelliger Gleichstrom als sog. Basisstrom (Stromstärke 1 bis 2 mA) verabreicht wird. Man unterscheidet folgende Stromformen:

- MF-Stromform (monophase fixe): einweggleichgerichteter Wechselstrom (50 Hz).

- DF-Stromform (diphase fixe): vollweggleichgerichteter Wechselstrom (100 Hz).

- CP-Stromform (module en courtes periodes): ein Wechsel von 100 (DF) und 50 Hz (MF) je Sekunde.

- LP-Stromform (module en longues periodes): der Wechsel erfolgt von 50 Hz (MF) und 100 Hz (DF) in längeren Perioden und jede zweite Halbwelle eines DF-Stroms wird über zehn Sekunden an- und abschwellend amplitudenmoduliert,

9

zwischen den Schwellserien sechs Sekunden MF-Strom.

■ RS-Stromform (rhythme syncore): bei RS wechselt eine Sekunde 50 Hz (MF) mit einer Sekunde Pause.

Für die Schmerztherapie werden am häufigsten die Stromformen DF, CP und LP angewandt. Die reizbedingte Analgesiewirkung des MF-Stroms gilt als entsprechend ausgeprägt und wird somit als zweite Stromform zur Verstärkung der analgetischen Wirkung im Anschluß an eine mildere Stromform (LP, DF) eingesetzt. Dosierungsprinzipien, Polung, Elektrodenposition entsprechen den Methoden der Impulsgalvanisation.

Hochvolttherapie
(High-voltage)

Die hohen Spannungen der Impulse betragen über 150 Volt. Die Impulsdauer ist außerordentlich kurz, nämlich 4 ms bis 75 ms als einfache mono- oder biphasische Spikes oder als Doppelimpulse mit niedrigen mittleren Stromstärken. Die Modulationsfrequenzen liegen zwischen 20 bis 120 Hz. Die Hochvolttherapie wird vorwiegend zur Myostimulation und Analgesie eingesetzt (BAVIERA 1990).

Transkutane elektrische
Nervenstimulation (TENS)

Diese Therapie ist in Kapitel 06.04 Teil 2 gesondert dargestellt.

....

Schmerztherapie mit mittelfrequenten Strömen

Der Mittelfrequenzbereich liegt zwischen 1.000 und 100.000 Hz. Diese Grenzen zur Nieder- bzw. Hochfrequenz sind nicht willkürlich, sondern hängen mit einer Änderung des Verhaltens von Muskeln und Nerven auf den Strom zusammen. Die obere und untere Begrenzung des Mittelfrequenzbereiches ist eigentlich nicht exakt definierbar. Besonders der Übergang vom Niederfrequenz- in den Mittelfrequenzbereich hängt von den elektrophysiologischen Reaktionsgeschwindigkeiten der jeweilig verschieden erregbaren Gewebe ab: Der Übergang bzw. die Grenze ist biologischer Natur. Während die Ströme von einigen hundert Hz für die insgesamt langsam reagierenden Muskelfasern bereits im mittelfrequenten Sinne wirksam sind, braucht es für die mittelfrequente Aktivierung von Nervenfasern Frequenzen, die deutlich über 1.000 Hz liegen. Therapeutisch genutzt werden die Frequenzen um 4 (Nemetctrodyn), 5 (Stereodynator) und 11 kHz (Wymoton). In neuerer Zeit werden aber zunehmend Geräte auf den Markt gebracht, die einen Teil des Mittelfrequenzspektrums kontinuierlich ausnützen (bis 20 kHz).

Physiologische Wirkungsprinzipien

Der Erregungsmechanismus ist bei der Mittelfrequenz (MF) anders als bei niederfrequenten Strömen. Zwei Merkmale kennzeichnen die Reizwirkung von mittelfrequenten Strömen:

■ Wedensky-Hemmung: Die Membranabschnitte entwickeln einen Zustand dauernden Refraktärseins, wobei dieser Zustand sich unabhängig von vorangegangenen Erregungen ausbildet.

■ Reaktive Eigenaktivität: Unter Einwirkung von mittelfrequenten Strömen kommt es aufgrund der Wedemsky-Hemmung nicht mehr zu einzelnen Erregungen nach jedem Impuls, sondern die Membranstrukturen entwickeln verschiedenartige Erregbarkeitszustände bzw. Erregungsaktivitäten. Je langsamer die Nerven- und Muskelfasern leiten, desto früher endet bei steigender Frequenz des Stromes die Reizwirksamkeit und beginnt die Provokation der reaktiven Eigenaktivität (SENN 1986).

Die klinischen Wirkungen der Mittelfrequenztherapie beruhen auf folgenden physiologischen Prinzipien:

Ambipolar-apolaritäres Reizprinzip
Bei bipolarer MF-Reizung eines Nerven wird ein doppelgipfeliges Aktionspotential ausgelöst, d.h. an beiden Reizpolen werden gleichzeitig Fasern erregt. Es kommt durch die wiederholten kurzen Impulse zu einer Labilisierung der erreg-baren Membran und zu einer apolaren, das heißt von der Polung unabhängigen Erregungsausbreitung. Im Gegensatz zur niederfrequenten reizimpulssynchronen Reaktion antwortet bei mittelfrequenter Reizung jede motorische Einheit unabhängig von den anderen mit statistisch verteilten Aktionspotentialen, deren Häufigkeit keinen direkten Zusammenhang mit der Reizimpulsfrequenz erkennen läßt (DREXEL und BECKER-CASEDEMONT 1988). Mit diesem Reizprinzip ist eine echte Querreizung eines Nerven und Muskels zu realisieren.

Akkommodationsverhalten
Ein Akkomodationsverhalten ist für mittelfrequente Ströme nicht zu beobachten, das heißt es ist gleich, ob der Reiz steil oder langsam ansteigend ist, er muß nur die (MF-)Rheobase überschritten haben (SENN 1980).

»Gildemeister-Effekt«
Wechselstromimpulse, deren Periode kürzer als die Refraktärperiode des zu reizenden Gewebes ist, müssen am Reizerfolgsorgan nach einem anderen Prinzip arbeiten, als es von der NF-Therapie her bekannt ist. Die einzelnen Perioden des Wechselstromes können wegen ihrer kurzen Impulsdauer keine lokale Erregung mehr auslösen. Die raschen periodischen Spannungsschwankungen verschmelzen an der erregbaren Membran. Das Membranpotential kann diesen ra-

11

schen Spannungsschwankungen nicht folgen, und es kommt zur »reaktiven Depolarisation« (WYSS 1976). Sie ist ein sekundäres Geschehen. Primär wirkt der MF-Reiz zwar auf die erregbare Membran ein und führt zu einer reversiblen Na^+-Ionen-Durchlässigkeit. Sekundär kommt es zum Absinken des Membranpotentials (= »reaktive Depolarisation«) und über eine weitere Erhöhung der Na^+-Ionen-Durchlässigkeit der Membran schließlich zum Auslösen einer Erregung (»Reizsummation«). Diese Erregungssummation spielt sich erst am Erfolgsorgan ab, wobei die einzelnen Erregungen eine lokale Erregung auslösen, z.B. ein Endplattenpotential an der Muskelzelle.

Wirkung auf Haut und sensible Nerven
MF-Effekte auf die Haut und sensible Nerven sind für die Schmerztherapie wichtiger als auf die Muskulatur. Eine typische Empfindung bei MF-Impulsen ist ein leichtes Prickeln, das durch die reaktive Depolarisation sensibler Nervenendigungen zustande kommt. Die reaktive Depolarisation bewirkt eine Disposition zu spontanen rhythmischen Entladungen. Allerdings erfolgt eine rasche Adaption an dieses Phänomen. Das Prickeln ist von der Stromstärke abhängig. Durch die Anwendung von MF-Strömen wird der frequenzabhängige kapazitive Widerstand der Haut leichter überwunden. Durch den zur Frequenz umgekehrt proportionalen Abfall des kapazitiven Widerstandes können höhere Stromstärken weitgehend schmerzfrei angewendet werden, außerdem kommt es zu einer stärkeren Durchdringung tiefer Körpergewebe (SENN, 1990). Durch den raschen Phasenwechsel sind auch keine Elektrolysevorgänge (Verätzungen) an der Haut zu befürchten, daher können die Elektroden direkt auf die Haut aufgebracht werden.

Außerdem wird es bei Anwendung mittelfrequenter Ströme eine Durchblutungssteigerung durch Muskelkontraktionen beschrieben. Eine Hauthyperämie im Bereich der Elektroden läßt sich nach längerer Behandlung mit MF-Therapie nicht nachweisen (SENN 1980).

Therapiemethoden

Die Reizwirkung eines kontinuierlich mit unveränderter Stromstärke fließenden MF-Stroms auf Nerven und Muskeln klingt sehr rasch ab. Um diese bereits kurz nach Reizbeginn einsetzende Adaptation zu verhindern, werden bei den Interferenzstromverfahren 2 bzw. 3 Stromkreise überlagert. Dabei kommt es zu Interferenzerscheinungen (Schwebungen) mit periodisch an- und abschwellender Schwebungsamplitude, die reizwirksam bleiben. Diese Amplitudenmodulation ist im oberen Mittelfrequenzbereich notwendig, da bei einer Dauerdurchströmung mit über 20 kHz bereits schädigende thermische Einwirkungen möglich sind.

Interferenzstrom

Können sich zwei mittelfrequente frequenzverschiedene oder zueinander phasenverschobene Stromkreise kreuzen, ensteht im Kreuzungsbereich durch Superposition der einander überlagernden Amplituden eine neue Frequenz, die Interferenzfrequenz. Mit geeigneter Technik kann diese Interferenzfrequenz in den biologisch wirksamen Bereich von 0 bis 200 Hz gelegt werden. Mit dem zweikreisigen Mittelfrequenzverfahren kann die gewünschte größtmögliche niederfrequente Reizung aus dem unmittelbaren Elektrodenbereich in die Tiefe verlagert werden (SZEHI und DAVID 1980).

Interferenzstrom nach Nemec
Bei dieser Stromform werden zwei phasengleiche MF-Ströme (Frequenz 3.900 bis 4.000 Hz) mit verschiedener Frequenz überlagert. Die reizwirksamen Schwebungen treten genau mit der Schwebungsfrequenz auf, die der Differenz zwischen den beiden Stromkreisen entspricht. Diese Schwebungsfrequenz liegt also im niederfrequenten Bereich und im sogenannten biologischen Spektrum (SADIL und SADIL 1994). Die Reizwirksamkeit der Schwebungen ist am größten, wenn die Stromstärken der beiden Stromkreise gleich groß sind. Zur

maximalen Reizwirkung sollten die Elektroden der beiden Stromkreise und damit auch ihre Feldlinien zueinander senkrecht stehen. Die Interferenzmaxima bilden sich nicht in der Achse der zueinander senkrecht stehenden Stromkreise aus, sondern in den Diagonalen dazu. Das ist bei der Elektrodenanlage zu beachten.

Die Schwebungsfrequenz ist entweder fix zwischen 0 und 100 Hz wählbar, oder es wird mit »dynamischen« Schwebungsfrequenzen gearbeitet, wobei ein wählbares Frequenzband in einem bestimmten Zeitraum rhythmisch durchlaufen wird. Bei der Verwendung von »Handschuhelektroden« für einen oder beide Stromkreise können die Interferenzschwebungen auch an verschiedene Stellen des Behandlungsgebietes gebracht werden. Diese kinetische Darreichungsform eignet sich zur Behandlung muskulärer Verspannungen, zur Beseitigung lokaler Ödeme und zur Behandlung umschriebener Schmerzpunkte (Triggerpunkte).

Stereodynamische Interferenz nach
Szehi und David
Dieser Anwendungsform liegt die Idee zugrunde, es den Ionen der Gewebsflüssigkeit zu ermöglichen, sich dreidimensional zu bewegen. Hier werden drei Stromkreise gleicher Frequenz (5.000 Hz), die sich in ihrer Phasenlage unterscheiden, überlagert. Auch bei der

stereodynamischen Interferenz gibt es verschiedene wählbare Schwebungsfrequenzen. Den einzelnen Frequenzen werden bestimmte Wirkungen zugeschrieben (SADIL und SADIL, 1994):

- analgetisch-sedierend: 100 bis 200 Hz
- durchblutungsfördernd: 100 Hz
- vegetativ stimulierend: Sympathikus 4 bis 10 Hz, Vagus 20 bis 40 Hz
- gefäßtonisierend: 1 bis 20 Hz
- muskelrelaxierend: 25 Hz
- muskelstimulierend: 50 Hz.

Dosierungs und Behandlungsparameter der Mittelfrequenztherapie

Die erträgliche Stromstärke bei Interferenzstromapplikation hängt von der Elektrodenfläche ab: je größer die Elektrode, desto stärker kann der Strom eingestellt werden. Die Stromstärke ist im Bereich von 0 bis 100 mA kontinuierlich einstellbar. Sie wird in Abhängigkeit von den gewünschten Behandlungszielen gewählt.

Allgemein gilt: Stromempfindliche Krankheitsprozesse (Hautsensibilität, entzündliche und allergische Hauterkrankungen) und akute Krankheitsstadien erfordern zunächst eine niedrige Intensität. Nie soll die Stromstärke so hoch gewählt werden, daß es zu unangeneh-

men, sensiblen Reizwirkungen kommt. Im Gegensatz zu den Einstellungen beim klassischen Bernardstrom soll bei Schmerzen überschwellig gereizt werden, das heißt es sollen Kontraktionen ausgelöst werden. Eventuelles Nachregeln der Intensität wird erforderlich, wenn die erwünschte Stromwirkung, z.B. »Vibrieren« im Lauf der Behandlung nachlassen sollte. Bei rhythmischem Durchlauf eines motorisch erregenden Frequenzspektrums soll es nicht zu Dauerkontraktionen der Muskulatur kommen.

Akute Krankheitsstadien benötigen eine kurze Behandlungsdauer und chronische eine längere (max. bis 15 min). Die Anzahl der Behandlungen richtet sich nach Krankheitsart und -stadium: 3 bis 6, maximal 20 Einzelbehandlungen je Behandlungsserie. Die Behandlung soll am besten täglich, mindestens dreimal wöchentlich durchgeführt werden.

Tabelle 2: Bewährte Anwendungsgebiete der Mittelfrequenztherapie (nach Szehi und David 1980)

- Ischias-Syndrom
- Occipitalis-Neuralgie
- Trigeminus-Neuralgie
- Herpes zoster
- Muskeltraining
- Muskelverspannung.

Indikationen

Die gängigen Anwendungsgebiete der MF-Therapie sind in Tabelle 2 aufgeführt.

Kontraindikationen

Prinzipiell gelten die gleichen Kontraindikationen wie bei der NF-Therapie (siehe Tabelle 1). Trotz der fehlenden Gefahr von elektrolytischen Vorgängen ist die Anwendung von Interferenzströmen mit Schwebungsfrequenzen zwischen 0 und 25 Hz und maximaler Stromstärke bei Gelenksendoprothesen, die mit Knochenzement fixiert sind, nicht anzuraten (ENGELBRECHT et al. 1978).

Weitere Kontraindikationen sind:
– alle akuten Entzündungen,
– Thromboseneigung,
– Gravidität,
– Blutungen und Blutungsneigung,
– Tuberkulose,
– Multiple Sklerose,
– M. Parkinson und
– Schmerzen unklarer Genese.

Besondere Vorsicht ist bei den Herzschrittmachern geboten, durch die niederfrequenten Schwebungen (im biologischen Spektrum!) kann es auch bei der MF-Therapie zu Funktionsstörungen bei Demand-Schrittmachern kommen (SADIL und SADIL 1994).

Mittelfrequente Ströme können bei Metallimplantaten angewendet werden.
....

Allgemeine praktische Richtlinien

Vorbereitung des Patienten

Für eine optimale Elektrotherapie bzw. für die Anwendung der Niederfrequenz (NF) und Mittelfrequenz (MF) zum analgetischen Zweck bei Schmerzen sollte der Patient bzw. der zu behandelnde Körperbereich völlig entspannt sein. Bequemes Sitzen oder Liegen sind dafür die beste Voraussetzung. Die Gelenke sollen sich in Mittelstellung befinden, von der aus die Beuge- und auch Streckmuskulatur gereizt werden kann. Die optimale Lagerung muß vom Therapeuten bei jedem einzelnen Patienten individuell erarbeitet werden.

Der Hautwiderstand ist durch direktes Auflegen der Elektroden mit warmem Wasser zu verringern oder jedes Elektrodenset soll in seine gut durchfeuchtete Tasche gelegt werden und zwar so, daß die Leitgummielektroden dem Feuchtigkeitsträger zugewandt sind. Fabrikneue Zwischenlagen sollen vor der erstmaligen Verwendung gründlich mit Wasser ausgespült werden.

Die Elektroden können direkt auf den Schmerzort oder beiderseits dieser Zone appliziert werden. Ein minimaler Abstand von 1 cm zwischen zwei benachbarten Elektroden soll zur Vermeidung von direktem Kontakt vermieden werden.

Elektrodenposition für die Niederfrequenzschmerztherapie

Für die konstante Galvanisation und Iontophorese sowie für die anderen niederfrequenten Strombehandlungen können die Elektroden folgendermaßen angelegt werden:

- lokal direkt über dem Schmerzareal,
- proximal über dem Hauptnervenstamm des peripheren Nerven, der das Schmerzgebiet versorgt
- Reizung an Triggerpunkten, Akupunkturpunkten bzw. im Referenzgebiet (referred pain)
- im betroffenen Rückenmarksegment
- spezielle Elektrodenplazierungen (bilaterale Anlage, kontralaterale Anlage, Zellenbad, Stanger-Bad).

Elektrodenposition für die Mittelfrequenzschmerztherapie

Die stereodynamischen Interferenzströme werden über flexible Elektrodensets appliziert. Die Sets können direkt auf den Schmerzort oder beiderseits dieser Zone appliziert werden. Werden die Elektroden gegenüberliegend (transregional) angelegt, müssen die Kabelanschlüsse in entgegengesetzter Richtung weisen. Werden die Elektroden in Längsrichtung, z.B. im Verlauf eines Muskels angelegt, müssen die Kabelanschlüsse in die gleiche Richtung weisen. Nur bei diesen Elektrodenanordnungen können sich die Strombahnen der Kreise kreuzen, und es entstehen optimale stereodynamische Reizströme. In besonderen Fällen kann je nach Anwendung (z.B. beim Schulter-Arm-Syndrom) von dieser allgemeinen Regel abgewichen werden. Die Elektroden werden vorzugsweise mit breiten Gummibändern angelegt und mit Knöpfen befestigt.

Sowohl beim Interferenzstrom nach Nemec als auch beim stereodynamischen Interferenzstrom gibt es neben den Plattenelektroden auch Saugelektroden, die bei entsprechender Ausstattung des Gerätes eine Vakuummassage erlauben. Saugelektroden können mit ihren pneumatischen und elektrischen Leitungen über ein Beistellgerät adaptiert werden.

....

Literatur

AMMER, K.: *Elektrotherapie. WMW 1994, 3: 60–5*

BAVIERA, B.: *Schmerzphysiologische Aspekte zur Hochvolttherapieanwendung in der Physiotherapie. Schweiz. Rundsch. Med. Prax. 1990; 79: 1301–7*

BONICA, J.J., LINDBLOM, U., IGGO, A. (Hrsg.): *Advances in Pain Research and Therapy. Raven Press, New York 1983, Vol. 5*

BONICA, J.J.: *History of pain concepts and pain therapy. Seminars in Anesthesia 4 1985: 189–208*

CODERE, T.J., KATZ, J., VACCARINO, A.L., MELZACK, R.: *Contribution of central neuroplasticity to pathological pain: review of clinical and experimental evidence. Pain, 1993; 52: 259–85*

DREXEL, H., BECKER-CASEDEMONT R. (eds): *Elektro- und Lichttherapie. Hippokrates, 1988*

EDEL, H.: *Fibel der Elektrodiagnostik und Elektrotherapie. 6. Auflage, Verlag Gesundheit GmbH Berlin, 1991*

ENGELBRECHT, H., EINFELD, H., EGGERS, C., HINTZ, B.: *Gefährdung von Gelenkendoprothesen durch Interferenzstrom. Z Phys Med 1978; 7: 113–19*

FIELDS, H.L., HEINRICHER, M.M.: *Anatomy and physiology of a nociceptive modulatory system. Phil Trans B Soc Lond. B 1985; 308: 361–74*

FITZGERALD, M.: *Development of pain mechanisms. Br Med Bull 1991; 47: 667–75*

FLATT, DW.: *Resolution of a double Crush syndrome. J Manipulative Physiol Ther 1994, 17(6): 395–7*

FUKUSHIMA, K., YAHARA, O., KATA, M.: *Differential blocking of motor fibres by direct current. Pflügers Archiv 1975, 358: 235-42*

GLASS, J. M., STEPHEN, R. L., JACOBSON, S. C: *The Quantity and Distribution of Radiolabeled Dexamethasone Delivered to Tissue by Iontophoresis. Int J Dermat 1980; 19; 519-25*

GRAY, R.J.M., HALL, C.A., QUAYLE, A.A., SCHOFIELD, M.A.: *Temporomandibular Pain Dysfunction: Can Electrotherapy Help? Physiotherapy 1995, 81(1): 47–51*

LAYMAN, P.R., ARGYRAS, E., GLYNN, C.J.: *Iontophoresis of Vincristine versus Saline in Post-Herpetic Neuralgia. A Controlled Trial. Pain 1986, 25: 165–70*

MELZACK, R., WALL, P.D.: *Pain mechanismus: A new theory. Science 1965, 150: 971–9*

MELZACK, R., WALL, P.D.: *The Challenge of Pain. Basic Book Publishers, New York 1982*

PFLÜGER, E.: *Untersuchungen über die Physiologie des Elektrotonus. Berlin: August Hirschwald 1859*

SADIL, V., SADIL, S.: *Elektrotherapie. WMW 1994, 20(21): 509–20*

SCHUHFRIED, O., FIALKA, V.: *Iontophorese zur Behandlung von Schmerzzuständen. WMW 1995, 1: 4–8*

SENN, E: *Die gezielte Wiedereinführung der Wechselstrom-Therapie. Eular-Verlag Basel, 1980*

SENN, E: *Wirkprinzipien in der Elektrotherapie. In: Rühring M, Saller R (Hrsg.): Wirkprinzipien in der Physikalischen Therapie. Verlag für Medizin Dr. Ewald Fischer Heidelberg, 1986*

SENN, E.: *Elektrotherapie. Georg Thieme Verlag Stuttgart, New York, 1990*

SHEALY, C.N., MAULDIN, C.C.: *Modern medical electricity in the management of pain. Clin Podiatr Med Surg 1994, 11(1): 161–75*

STILLINGS, D.: *A survey of the history of electrical stimulation for pain to 1900. Med Instrum 1975, 9: 255*

SZEHI, E., DAVID, E.: *Der stereodynamische Interferenzstrom - ein neues Verfahren in der Elektrotherapie. Elektromedica 1, 1980; 13–7*

TRÄBERT, H.: *Reizstrommassage. Neue Wege für die Behandlung von Arthrosen, Osteochondrosen, »Bandscheibenschäden« und peripheren Durchblutungsstörungen. Dtsch. Gesundh.-W. 15, 1960: 543–7*

WALL, P.D., MELZACK, R.: *Text Book of Pain.*
  Churchill Livingstone, Edinburgh 1989

WYSS, O.A.M.: *Prinzipien der elektrischen Reizung.*
  Neujahrsblatt. Naturforschende Gesellschaft in
  Zürich auf das Jahr 1976

WYSS, O.A.M., SENN, E., LENZI, O.: *Die Wymoton-*
  Behandlung. Elektrotherapie mit reinen Wechsel-
  strömen. Der Physiotherapeut 1980, 2: 2–10

ZIMMERMANN, M.: *Physiologie von Schmerz und*
  Schmerzbehandlung. Medwelt 1988, 39: 517–23

....

Zusammenfassung

Die Schmerzen entstehen durch Schädigung von Körpergeweben,
durch Erregung der Nervenendigungen, die als Nozizeptoren (von
lat.: noxa – Schaden) bezeichnet werden. Die Schmerztherapie mit
elektrischen Strömen reicht bis in die Antike zurück. Derzeit bietet
die physikalische Therapie eine Vielzahl von Behandlungsmöglichkei-
ten mittels elektrischer Energie in verschiedenen Formen zur
Schmerzbekämpfung an. Die Nieder- und Mittelfrequenztherapie als
eine Form der Elektrotherapie haben sich bei chronischen Schmerzen empirisch bewährt. Die physiologischen Grundlagen und
Wirkprinzipien sowie klinische Anwendung der niederfrequenten
(Galvanisation, Iontophorese, Impulsgalvanisation und Reizstrom
nach Träbert, diadynamische Ströme nach Bernard, Hochvolttherapie) und mittelfrequenten (Interferenzstrom) Behandlungsmethoden
sind in diesem Kapitel dargestellt.

Teil 2: Transkutane Elektrische Nervenstimulation (TENS)

TENS stellt eine Unterform der Schmerzlinderung mittels Elektrotherapie dar. Die praktsichen Anwendungsmöglichkeiten dieses inzwischen gängigen Verfahrens werden in diesem Kapitel vorgestellt.

Stichworte: Neurophysiologische und technische Voraussetzungen; Indikationen; Kontraindikationen. Praktischer Einsatz; Anschaffung; Abrechnung. Literatur.

Raymund Pothmann

Einleitung

Erst im 19. Jahrhundert gelang es aufgrund der technischen Entwicklung, elektrischen Strom zur kurzzeitigen Analgesie einzusetzen. So verwandte Oliver erstmals 1850 in den USA erfolgreich die elektrische Lokalanästhesie (Colwell 1922). Das Aufkommen der volatilen Narkosemittel verdrängte jedoch dieses Verfahren zunächst.

Die Schmerzforschung der 60er Jahre dieses Jahrhunderts und speziell die Publikation der Gate Control-Theorie von Melzack und Wall (1965) weckten das Interesse für eine elektrische Schmerztherapie und das bis heute im wesentlichen gültige neurophysiologische Verständnis der *Stimulationsanalgesie*. Danach hemmen elektrische Reize, die über dicke myelinisierte A-delta- und -beta-Fasern zum Rückenmark geleitet werden, die langsamen C-Faser-

Dieser Beitrag zeigt Ihnen:
- die elektrophysiologischen Grundlagen und technischen Voraussetzungen von TENS,
- bei welchen Erkrankungen TENS eingesetzt werden kann,
- welche Einschränkungen für die Anwendung von TENS bestehen,
- wie Sie TENS verordnen bzw. in Ihrer Praxis anbieten können.

Impulse des Organschmerzes. Die Entscheidung über das Verschließen des »Tores« für die Weiterleitung im ZNS hängt dabei von der Qualität und Intensität des elektrischen Reizes ab. Im Rückenmarkhinterhorn nimmt dabei die Substantia gelatinosa die Schlüsselrolle ein. Die wissenschaftlichen Erkenntnisse fielen zusammen mit der Entwicklung der Mikroelektronik, so daß bereits wenige Jahre später handliche Taschenstimulatoren hergestellt werden konnten, die für die praktische Therapie geeignet waren.

Seit Mitte der 70er Jahre wurde dieses Verfahren – aus den USA und Schweden kommend – auch in Deutschland eingeführt und hat in nahezu allen schmerztherapeutischen Institutionen Eingang gefunden.

Definition

Transkutane elektrische Nervenstimulation (TENS, TNS) bedeutet: Applikation elektrischer Impulse, die durch die Haut auf die Nerven einwirken, um Schmerzen zu vermeiden oder zu lindern.

Neurophysiologische Voraussetzungen

Schmerzen entstehen in der Körperperipherie durch mechanische, chemische oder thermisch schädigende Einflüsse. Zunächst breiten sich die Schmerzimpulse schnell über myelinisierte A-delta- oder A-beta-Fasern aus, später wird der chronisch gewordene Schmerz hauptsächlich noch langsam über die nichtmylenisierten, dünnen C-Fasern weitergeleitet.

Im Tierexperiment ist unter elektrischer Nervenstimulation eine signifikante Reduktion von hitzebedingten Schmerzimpulsen belegt (JÄNIG 1993, siehe auch Kapitel 01.06). Niederfrequente Elektrostimulation (1,5 Hz) ist

auch beim Menschen wirksam und läßt sich – wie in einer plazebokontrollierten Studie gezeigt – durch Gabe von Naloxon antagonisieren (ERIKSSON und SJÖLUND 1979).

Methode

Technische Voraussetzungen sind ein Ministimulator, Elektrodenkabel, Gummi-Oberflächenelektroden von ca. 10 cm^2 Größe, Elektrodengel und Pflaster zum Fixieren.

Die Stimulationsparameter der sogenannten konventionellen TENS umfassen monophasische Rechteckimpulse, eine Impulsdauer von 0,1 bis 0,5 ms, eine zwischen 1 und 50 mA stufenlos regelbare Stromstärke sowie ein Frequenzspektrum von 1 bis 100 Hz.

»Burst«-Stimulation, d.h. eine langsame Stimulation mit 1 bis 3 Hz, ist mit Endorphinausschüttung verbunden und heißt deshalb auch in Anlehnung an entsprechende Auswirkungen der (manuellen) Nadelstimulation »akupunkturähnliche« TENS. Ein überlagerter höher frequenter Impulszug (zum Beispiel 70 Hz) ermöglicht darüber hinaus, die Applikation höherer Stromstärken subjektiv besser zu tolerieren, so daß auch die tiefer gelegenen Nerven in der Muskulatur erregt werden können.

Die Stimulation erfolgt unterhalb der Schmerzwelle. Dies gelingt durch den geringeren longitudinalen Widerstand der erregten myelinisiereten Nervenfasern.

Die Behandlungsdauer beträgt 30 bis 45 min, bei erfolgreichem Ansprechen in der Klinik oder Praxis kann die Durchführung zuhause ein- bis dreimal pro Tag erfolgen. Die Elektrodenplättchen können unter Umständen einen Tag lang fixiert bleiben, ohne daß das Elektrodengel austrocknet. Über Nacht empfiehlt sich, auch zur Erholung der Haut von der leicht »ätzenden« Wirkung der partiell monophasischen Stimulation, eine Pause einzulegen. Selbstklebende Elektroden erleichtern auf Dauer die Anwendung von TENS erheblich.

Die Elektrodenlage richtet sich nach
- der Lokalisation des Schmerzes,
- der segmentalen Lage des Schmerzes,
- den betroffenen Nerven,
- Triggerpunkten und
- der Lage sympathischer Ganglien (JENKER 1980).

Die Elektroden werden versuchsweise lokal und entsprechend der Schmerzausstrahlung folgendermaßen angeordnet:
- in Richtung der Körper- oder Extremitätenachse, parallel
- segmental
- kreuzweise
- paravertebral.

In der Regel wird die aktive Elektrode (Kathode) über der schmerzhaften Stelle fixiert. Bei Nervenverletzungen und direkter Nervenstimulation kommt die Kathode distal zu liegen. Die Polarität der Elektroden spielt bei paravertebaler Anordnung keine Rolle, gleiches gilt für die bifrontale Stimulation. Die Elektroden müssen individuell angeordnet und verändert werden, wenn über weniger inerviertem Gebiet keine ausreichend intensive Stimulationssensation verspürt wird (LARKIN et al. 1986).

Die TENS-Geräte unterscheiden sich im wesentlichen hinsichtlich ihrer Ausstattung, Handlichkeit und ihres Preises. Es ist naheliegend, daß ein Apparat, der nur mit konventioneller Frequenzmodulation und mit nur einem Kanal arbeitet, billiger angeboten werden kann. Die Standardausstattung eines modernen TENS-Gerätes erfüllt heute folgende Minimalvoraussetzungen:
- Constant-Current-Schaltung zur Vermeidung von Stromspitzen durch Änderung der Elektrodenauflagefläche,
- zwei Kanäle,
- monophasischer oder biphasischer Impulsgenerator,
- »konventionelle« Stimulation (30 bis 100 Hz)

3

– »akupunkturähnliche« Burst-Stimulation. (1,5 bis 2 Hz).

Zweikanalgeräte sind immer dann erforderlich, wenn lokale und ausstrahlende Schmerzen wie bei der Lumboischialgie nebeneinander auftreten oder multifokale Schmerzen vorliegen. Ein Zweikanalgerät mit zwei Elektrodenpaaren ist deshalb im allgemeinen von vornherein vorzuziehen.

....

Indikationen

Die Indikationen für transkutane elektrische Nervenstimulation lassen sich in wenige Hauptkategorien von Schmerzkrankheiten unterteilen. Die einzelnen Indikationen beziehen sich auf eine große Zahl häufiger, akuter, meist aber chronischer, schmerzhafter Erkrankungen (Tabelle 1; LOESSER et al. 1975; ERIKSSON und SJÖLUND 1979; JENKNER 1980; OTTOSON und LUNDEBERG 1988; POTHMANN 1996).

Ziel einer TENS-Therapie ist es, mit Hilfe einer physiologisch begründeten Methode die Patienten auch über einen längeren Zeitraum in die Lage zu versetzen, sich weitgehend unabhängig vom Arzt selbständig zu behandeln und einem Analgetikaabusus vorzubeugen. Die Effizienz von TENS hängt neben der Frequenz, Intensität und der Indikation von der Dauer der Anwendung ab. Neuralgiforme Schmerzen und mus-

kuloskeletale Schmerzen sprechen am besten an, ebenso Spannungskopfschmerzen bei jüngeren Patienten. Postoperativer Einsatz ist dagegen nicht immer plazeboüberlegen (GOEPEL 1996).

Tabelle 1: TENS-Indikationen

Hauptindikationen

Schmerzen des Bewegungsapparates

Nervenschmerzen

Gefäßbedingte Schmerzen

Klinische Einzelindikationen

Gelenkschmerzen

Schulter-Arm-Syndrom

Epikondylitis

Tendovagninitis

Tunnelsyndrome

Chronische Zervikalsyndrome

HWS-Schleudertrauma, akuter Tortikollis

Lumboischialgie

Spannungskopfschmerzen, Migräne

Trigeminusneuralgie

Narbenschmerzen

Phantom- / Stumpfschmerzen

Kausalgie

Gelenkschmerzen

Chondropathia patellae

Sympathische Reflexdystrophie (Sudeck)

Postoperative Schmerzen

Parietale Tumorschmerzen

Lumbalpunktionen, postpunktionelle Schmerzen

Geburtsschmerz

Oft läßt sich das Ansprechen auf TENS schon während einer Probestimulation absehen. Innerhalb der ersten Wochen stellt sich heraus, welche Patienten von der Methode am besten profitieren; oft sind es die aktiven Menschen, die eine gute Überzeugung mitbringen, ihre Schmerzen wieder unter Kontrolle zu bekommen. Dieses verhaltenstherapeutisch begründete Prinzip (»locus of control«) macht einen guten Teil der klinischen Wirkung aus. Während innerhalb des ersten Quartals TENS für etwa 2/3 der Patienten hilfreich ist, sinkt die Responderrate im Laufe der nächsten zwei Jahre auf 20 bis 50%, je nach Indikation (ERIKSSON und SJÖLUND 1979).

Voraussetzungen einer effektiven Langzeittherapie ist deshalb aus neurophysiologischer Sicht vor allem die Verwendung von verschiedenen Stimulationsfrequenzen, um möglichst viele neurohumorale Schmerzhemmsysteme anzusprechen und damit ein abnehmendes Ansprechen auf TENS weitgehend zu umgehen.

Eine Kombination von TENS mit »peripher« wirkenden Analgetika und niedrig dosierten Antidepressiva ist grundsätzlich möglich und als additive Hypalgesie geeignet, wenn das einzelne Therapieprinzip nicht ausreichend wirksam ist. Auf Mischanalgetika sollten jedoch auch hierbei verzichtet wer-

den, um auf Dauer organische Schäden insbesondere der Nieren zu vermeiden.

Kontraindikation

Relative Kontraindikationen sind große Metallimplantate, psychogene, vor allem multifokale Schmerzen, viszerale Schmerzen und Herzrhythmusstörungen. Altersbedingt eignen sich Schmerzen bei Säuglingen und jungen Kleinkindern ebenfalls nicht für TENS, weil das Verfahren eine gute Rückmeldung über die subjektiv schmerzfreie Stimulationsstärke erfordert. Außerdem ist ein minimales Maß an Kooperationsfähigkeit notwendig, um die Therapie ausreichend lang, das heißt bis zu dreimal eine Stunde lang pro Tag durchführen zu können. Diese Einschränkung gilt zum Teil auch für ältere Menschen, die in ihrer Beweglichkeit behindert sind.

Eine *absolute* Kontraindikation besteht bei Demand-Herzschrittmachern; sie gilt auch dann, wenn das TENS-Gerät relativ weit vom Schrittmacher entfernt eingesetzt würde, wie z.B. lumbal (ERIKSSON 1975).

Praktischer Einsatz/ Anschaffung und Abrechnung

TENS kann immer dann versucht werden, wenn rezidivierende oder chronische, seltener auch wenn akute

Schmerzzustände vorliegen. Der Patient wird in der Praxis oder Schmerzambulanz einer Probestimulation über eine halbe bis eine Stunde unterzogen. Fällt diese erfolgreich aus, kann das getestete Gerät verschrieben werden. TENS-Geräte werden entweder über den Hilfsmittelhandel bezogen oder auf Rezept von den Firmen leihweise zugesandt.

Die Vermietung von TENS-Geräten hat sich als das beste Rezeptierverfahren sehr bewährt. Der Vorteil liegt darin, daß ein Gerät zunächst für einen, danach für drei Monate verordnet wird und der Versand an den Patienten, der Reparatur-Service sowie gegenfalls eine Mahnung bei nicht eingeholtem Wiederhlungsrezept von der Firma übernommen werden. Dieses Vorgehen hat sich außerdem als kostengünstig erwiesen, weil TENS nur solange wie benötigt eingesetzt wird.

Stellt sich Dauerbedarf nach vier beziehungsweise sieben Monaten heraus, übernehmen die Krankenkassen in der Regel die gesamten Anschaffungskosten unter Anrechnung der bereits geleisteten Mietgebühren. Voraussetzung für den klinischen Einsatz von TENS ist eine gute klinische Dokumentation mit Hilfe eines Schmerzkalenders oder -tagebuches. Die Anwendung des Verfahrens durch den Patienten sollte nach etwa zwei und weiteren vier bis acht Wochen kontrolliert werden, um frühzeitig Fehler in der Benutzung zu korri-

gieren und Gründe für ein mangelndes Ansprechen zu beheben.

Nach der Gebührenordnungsziffer 419 (180 Punkte) der deutschen Krankenkassen kann insgesamt fünfmal pro Patient und Diagnose abgerechnet werden. Auf dem freien Markt kostet ein TENS-Gerät je nach Ausstattung zwischen DM 400,– und DM 800,–. Hinweise zur Geräteanschaffung finden sich bei POTHMANN 1996 oder sind über Herrn Mokrusch, Gesellschaft für Elektrotherapie, Hedonklinik, 49811 Lingen zu erfragen.

....

Literatur

COLWELL, H.A.: *An Essay on the History of Electrotherapy and Diagnosis. Heinemann, London 1922*

ERIKSSON, M.B.E.: *Harzard from Transcutaneous Nerve Stimulation in Patients with Pacemakers. Lancet I, 1975, S. 1319*

ERIKSSON, M.B.E., SJÖLUND B.H.: *Transcutane Nervenstimulierung für Schmerzlinderung. Verl. Med. E. Fischer, Heidelberg 1979*

GOEPEL, R.: *Postoperative Schmerzen. In: Pothmann, R. (Hrsg.): TENS - Transkutane elektrische Nervenstimulation in der Schmerztherapie. Hippokrates, Stuttgart 1996*

JÄNIG, W.: *Biologische und pathobiologische Schmerzmechanismen: In: Zenz M, Juma J (Hrsg.): Lehrbuch der Schmerztherapie. Wissenschaftliche Verlagsgesellschaft, Stuttgart 1993, S. 15 - 33*

JENKER, F.L.: *Nervenblockaden auf pharmakologischem und auf elektrischem Weg. 3. Aufl., Springer, Wien, New York 1980, S. 91*

06.04

KANE, K., TAUB, A.: *A History of Local Analgesia.* *Pain I, 1975, S. 125*

LARKIN, W.D., REILLY, J.P., KITTLER L.B.: *Individual Differences in Sensitivity to Transcient Electrocutaneous Stimulation. Transactions Biomedical Engineering 33, 1986, S. 495*

LOESER, J.D., BLACK, R.C., CHRISTMAN, A.: *Relief of Pain by Transcutaneous Stimulation. J. Neurosurg 42, 1975, S. 308*

MELZACK, R., WALL, P.D.: *Pain Mechanisms: A New Theory, Science 150, 1965, S. 971*

OTTOSON, D., LUNDEBERG, T.: *Pain Treatment by Transcutaneous Electrical Nerve Stimulation. Springer, Berlin, Heidelberg, New York, London, Paris, Tokyo 1988*

POTHMANN, R. (HRSG.): *TENS - Transkutane elektrische Nervenstimulation in der Schmerztherapie, 2. Auflage, Hippokrates, Stuttgart, 1996*

ZIMMERMANN, M.: *Physiologie und Pathophysiologie von Schmerz und Schmerzbehandlung. In: Pothmann, R (Hrsg.): Chronische Schmerzen im Kindesalter, Hippokrates, Stuttgart 1988, S. 15*

Ultraschalltherapie

Ultraschalltherapie stellt ein häufig angewandtes Verfahren der Physikalischen Medizin dar. Die praktischen Anwendungsmöglichkeiten dieses inzwischen gängigen Verfahrens werden in diesem Kapitel vorgestellt.

Stichworte: Einleitung. Biophysikalische Charakteristik des Ultraschalls. Physiologische Wirkung des Ultraschalls. Technische Grundlagen eines Ultraschall-Therapiegerätes. Praktische Anwendung. Anwendungsgebiete. Nebenwirkungen. Kontraindikationen. Literatur.

GEROLD EBENBICHLER

Einleitung

Die Entwicklung des ersten Ultraschallgerätes geht auf Pierre Curie zurück, welcher 1880 erstmals den piezoelektrischen Effekt am Quarzkristall nachwies. Sein Schüler Paul Langevine entwickelte dann die technischen Grundlagen für ein Ultraschallgerät, das vornehmlich der Ortung von Unterseebooten diente. Ihm gelang es dann auch, die biologische Wirksamkeit des Ultraschalls an Fischen zu demonstrieren.

Ein für die Therapie am Menschen taugliches Ultraschallgerät konstruierte Pohlmann und brachte es 1939 erstmals in der Berliner Charieté zur Behandlung von Ischialgien, Plexusneuralgien und Arthroseschmerz zum klinischen Einsatz. Seit den 50er Jahren wurde der therapeutische Ultraschall vor allem zur Behandlung schmerzhafter Zustände des Bewegungsapparates immer mehr propa-

> **Dieser Beitrag zeigt Ihnen:**
> - auf welchen biophysikalischen Grundlagen die Ultraschalltherapie basiert,
> - bei welchen Anwendungsgebieten Erfahrungen vorliegen,
> - welche Untersuchungsergebnisse bei speziellen Indikationen bisher berichtet wurden,
> - welche Kontraindikationen zu beachten sind.

giert und eingesetzt, und er gehört heute noch, zumindest im deutschsprachigen Raum, zur Grundausstattung einer jeden physikalisch-therapeutischen Behandlungseinheit.

Biophysikalische Charakteristik des Ultraschalls

Ultraschall bezeichnet eine Form akustischer Vibrationen mit einer Frequenz von 20 kHz aufwärts, die vom menschlichen Gehör nicht mehr wahrgenommen werden. Im Gegensatz zu den elektromagnetischen Wellen ist die Ausbreitung der Schallwellen nur in Medien (nicht aber in einem Vakuum möglich), wo sie sich als longitudinale Kompressionswellen fortpflanzen. Es werden die Massepartikel eines Mediums in der Ausbreitungsrichtung des Ultraschalls periodisch um ihre Ruhelage ausgelenkt, wobei die entstandenen Verdichtungen und Verdünnungen der Partikel zu wechselnden Druckzuständen im Gewebe führen.

Physikalische Parameter wie Schallwellenwiderstand (akustische Impedanz), Reflexion und Absorption prägen das physikalische Verhalten in unterschiedlichen Ausbreitungsmedien. Ändert sich die akustische Impedanz zweier Medien, so wird der Schall teilweise reflektiert. Besonders große Impedanzänderungen, wie z.B. bei Luft zwischen Schallkopf und Körperoberfläche, führen zu einer totalen Reflexion des Ultraschalls; sie können aber mit Ankoppelungsmedien (Gel, Öl etc.) vermieden werden.

Neben der Reflexion bestimmt die Absorption – die Umwandlung mechanischer Energie in andere Energieformen, vornehmlich in Wärme – die Ausbreitung des Ultraschalls im Gewebe. Die Absorption verhält sich frequenzab-

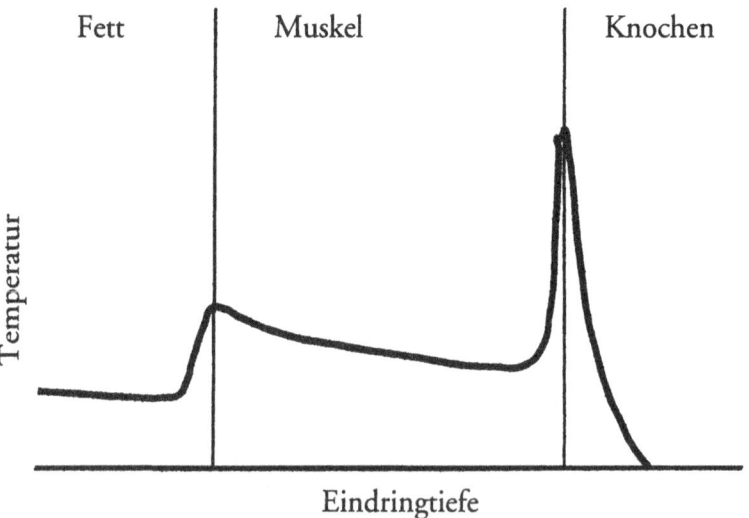

Abb. 1: *Spezifisches Wärmeverteilungsspektrum des Ultraschalls bei 1 MHz in menschlichem Gewebe. Beachten Sie vor allem die besonders gute Erwärmung präperiostal und periostal.*

hängig. Die Halbwertsdicke bezeichnet die Eindringtiefe des Ultraschalls in menschliches Gewebe, nach welcher nur noch die Hälfte der Ausgangsenergie nachweisbar ist. Sie wird bei Schallfrequenzen von 1 MHz für Knochen mit 0,5 Zentimetern, für Muskelgewebe bei Schallausbreitung quer zur Faser mit 2 cm und längs zur Faser mit 5 cm, und für Fettgewebe mit 8 cm angegeben (KOTTKE und LEHMANN, 1990). Auch die Eindringtiefe ist frequenzabhängig und reduziert sich mit Zunahme der Frequenzen. Bei 3,5 MHz besteht nur noch ein Achtel der Eindringtiefe im Vergleich zu 1,0 MHz.

Im menschlichen Körper bewirken all diese physikalischen Phänomene ein spezifisches Wärmeverteilungsspektrum, wobei tiefergelegene knochennahe Strukturen besonders stark erwärmt werden (Abb. 1).

··

Physiologische Wirkung des Ultraschalls

Die physiologische Primärwirkung des Ultraschalls auf menschliches Körpergewebe ist komplex. Der therapeutische Effekt wird nicht direkt dem Schall zugeschrieben, sondern der Umwandlung des Schalls in andere Energieformen. Die oben schon erwähnte Wärmeentwicklung durch Absorption ist wohl die bedeutendste und die bislang am besten verständliche Wirkung des Ultraschalls (CHAN et al., 1973).

Dieser thermische Effekt führt zu einer Reihe stimulierender Sekundärwirkungen auf den Blutfluß und den Stoffwechsel aller Gewebe. Einige Untersucher konnten eine vermehrte Zellaktivität und erhöhte Proliferationsrate von Fibroblasten in vitro und auch in Tierversuchen zur Wundheilung zeigen und vermochten diese Befunde durch die thermische Wirkung des Schalls alleine nicht zu erklären (MORTIMER and DYSON, 1988; BYL et al., 1992]. Es wurde daher eher angenommen, daß die akustischen Vibrationen die Zellmembranpermeabilität der Fibroblasten ändern und dies unter anderem zu einem vermehrten Kalziumeinstrom in die Zelle führt. Kalziumionen ihrerseits könnten dann als »Second Messenger« eine Reihe von Zellfunktionen stimulieren.

Andere, nichtthermische Wirkungen, sind vor allem durch Überdosierungsphänomene, wie der Bildung von Kavitationen, bekannt. Als Kavitation wird die Bildung von Gasbläschen im Gewebe bezeichnet, welche dann ihrerseits Zellzerstörung und petechiale Blutungen zur Folge haben können. Auch Spekulationen über weitere physikalischchemische Wirkungsmechanismen auf molekularer Ebene wurden angestellt (CONRADI et al., 1983).

··

Technische Grundlagen eines therapeutischen Ultraschallgerätes

Das Ultraschallgerät setzt sich aus Generator und Transducer zusammen. Im Generator wird ein regelbares Hochfrequenzenergiefeld mit einem Frequenzbereich von 0,5 bis 3,5 MHz erzeugt. Mittels eines Transducers (Schallkopf) wird die elektromagnetische Energie auf ferromagnetischer Grundlage in mechanische Energie gleicher Frequenz mit Intensitäten bis zu 3 W/cm² umgewandelt. Die Schallabgabe erfolgt entweder als Gleichschall oder als Impulsschall (siehe unten). Im Patientenbetrieb gebräuchliche Geräte arbeiten mit Festfrequenzen von 0,8, 1 oder 3 MHz und mit Intensitäten bis zu 3 W/cm². Eine meist mit einer Warnlampe gekoppelte Schaltuhr ermöglicht die Bestimmung der Beschallungszeit.

Die vom Gerät über die Betriebsmonate abgegebene Schallfrequenz bleibt relativ stabil und schwankt gewöhnlich um weniger als fünf Prozent der von den Herstellern angegebenen Werte. Die abgegebene Leistung eines Ultraschallgerätes ändert sich jedoch mit der Anzahl der Betriebsstunden und sollte daher mit einem Ultraschall-Leistungsmeßgerät (Ultraschallwaage) regelmäßig überprüft werden.

Praktische Anwendung

Im Rahmen der praktischen Anwendung des Ultraschalls seien an dieser Stelle zwei wichtige Hinweise angezeigt: Die angewendeten Intensitäten (zwischen 0,5 und 2,5 W/cm²) können zu Verletzungen im Gewebe führen, und die Größe des Ultraschallkopfes (meistens 5 bis 10 cm²) limitiert das zu behandelnde Areal während einer Sitzung.

Appliziert wird der therapeutische Ultraschall entweder als Dauerschall mit einer konstanten, unmodulierten Schallabgabe, oder als Impulsschall. Bei letzterem wird die Energie pulsweise abgegeben, wobei Pulsdauer und Pulspause je nach Gerättyp variieren können. Da aber gepulste Ultraschallgeräte keineswegs über höhere Spitzenintensitäten verfügen, führt die Behandlung mit gepulstem Schall zur Reduktion der mittleren Ausgangsleistung und folglich auch zur Verringerung der Wärmeentwicklung im Gewebe pro Zeiteinheit. Ob jedoch gepulster Ultraschall die nichtthermischen Effekte besonders anzuregen vermag, bleibt unklar.

Wie oben bereits erwähnt, ist es notwendig, daß sich zwischen Abstrahlfläche des Schallkopfes und Haut keine Luft befindet, da diese zur totalen Reflexion des Ultraschalls führt. Es hat also eine gute Ankoppelung zu erfolgen.

Abhängig von der Ankoppelungsform unterscheiden wir die direkte und die indirekte Beschallung. Bei der direkten Beschallung (Abb. 2) steht der Schallkopf in direktem Kontakt zur Haut und die Beschallung erfolgt entweder stationär oder dynamisch. Bei der stationären Beschallung ruht der Schallkopf auf dem zu behandelnden Areal. Sie wird nur selten angewendet, da das Ultraschallfeld inhomogen ist und es durch Interferenz bedingte hohe und niedrige Intensitäten nebeneinander aufweist.

Die dynamische Beschallung wird ihr meistens bevorzugt. Man führt dabei den Schallkopf in linearen oder zirkulären, sich überlappenden Streichungen

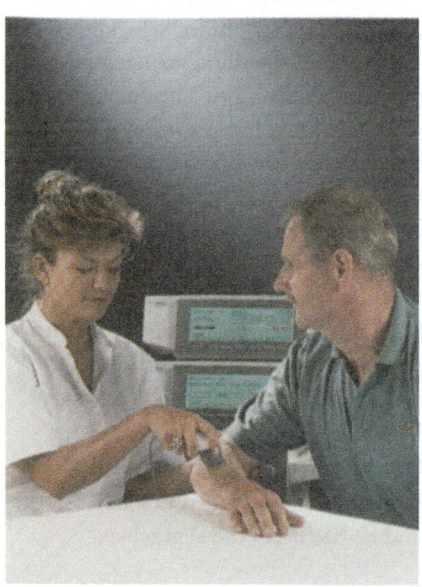

Abb. 2: *Beispiel einer direkten Beschallung. Achten Sie auf die Gelschicht zwischen Schallkopf und Haut.*

mit unterschiedlicher Geschwindigkeit über das zu behandelnde Areal. Diese Behandlungform erreicht größere Flächen, reduziert die Temperaturinhomogenitäten des Schallfeldes und verringert dadurch das Risiko thermischer und nichtthermischer Effekte des Ultraschalls. Kleinere Gelenke mit unregelmäßigen Oberflächen, die nur eine unzureichende Ankoppelung des Schalls erlauben, erreicht man mit indirekter Beschallung. Bei dieser Behandlungsform wird der Körperteil gemeinsam mit dem Schallkopf in ein Wasserbad getaucht und letzterer in 1 bis 2 cm Entfernung zur statischen oder dynamischen Behandlung verwendet.

Vor Therapiebeginn ist eine Hautreinigung zweckmäßig. Diese soll eine effektivere Haut-Schallkopfankoppelung ermöglichen. Eine Vielzahl von Untersuchungen suchten das optimale Ankoppelungsmedium. Im klinischen Alltag haben sich gasfreies Wasser für die indirekte Applikation, und Gele und Öle für die direkte Applikation des Ultraschalls als besonders geeignet erwiesen. Sie unterscheiden sich hinsichtlich ihres Verhaltens nur unwesentlich voneinander.

Die Phonophorese, eine Sonderform der direkten Beschallung, hat biologisch aktive Substanzen im Ankopplungsmedium eingebunden, mit dem Ziel, eine verbesserte Resorption der Substanz durch die Haut zu erreichen. Leider sind die Grundlagen für diese Methode kaum untersucht worden, ihr klinischer Einsatz ist weitgehend empirisch begründet (KOTTKE und LEHMANN, 1990).

....

Dosierung, Behandlungsdauer und -frequenz

Die derzeit üblichen Dosierungen des therapeutischen Ultraschalls beruhen weitgehend auf Erfahrungswerten. Grundsätzlich scheinen zwei unterschiedliche Meinungen zur Dosierung der Ultraschalltherapie zu bestehen. So propagieren die einen die in der euphorischen Anfangsphase der Ultraschallanwendung der 50er Jahre gebräuchlichen hohen Intensitäten bis zu 3,0 W/cm^2 die anderen hingegen favorisieren die Ultraschallbehandlung mit schwachen (Gleichschall bis 0,2 W/cm^2 und mittleren (Gleichschall 0,25 bis 0,5 W/cm^2 Intensitäten.

Folgende Regeln können meiner Meinung nach orientierend zur Dosisfindung behilflich sein.

Bei akuten (entzündlichen) Krankheitsgeschehen bewähren sich niedrige Dosierungen des Ultraschalls bis zu 0,5 W/cm^2 wenn im Gleichschall mit dynamischem Beschallungsmodus behandelt wird. Chronische Krankheitsgeschehen hingegen, wie die Insertionstendinosen, reagieren günstig auf hoch dosierte Schallintensitäten. Diese werden so hoch gewählt, wie die durch die Wärmeent-

wicklung des Ultraschalls bedingten perzeptiven Sensationen vom Patienten gerade noch vertragen werden.

Desweiteren sind noch, wie oben schon erwähnt, die Tiefe der zu behandelnden Struktur, der Beschallungsmodus (statisch oder dynamisch), die Applikationsform (Gleichschall oder Impulsschall) und auch die Ultraschallfrequenz mit in den Überlegungen zur Dosisfindung zu berücksichtigen.

Auch die Behandlungsdauer, die Anzahl der Behandlungen und die Behandlungsfrequenz begründen sich weitgehend auf Erfahrungswerten. Üblich sind Behandlungsserien mit zehn, fünfzehn oder zwanzig Einzelbehandlungen, wobei eine Behandlungsdauer von fünf bis zehn Minuten pro Therapie gewählt wird. Die Meinungen zur Behandlungsfrequenz reichen von mehrmals täglich bis hin zu ein- bis zweimal wöchentlich. Auch hier bewährt sich oft die Berücksichtigung der Akuität der Erkrankung, indem die akuten (entzündlichen) Erkrankungen weniger häufig als die chronischen Erkrankungen behandelt werden sollen. Vorschläge zu Dosierungen, Behandlungsdauer und -frequenz der Ultraschalltherapie für eine Vielzahl von Indikationen wurden von H.G. KNOCH und K. KNAUTH (1984) gegeben.

....

Folgelieferung März '97

Anwendungsgebiete

In der vorliegenden Literatur wird ein breites Spektrum möglicher Wirkungen der Ultraschalltherapie angeführt, das sich über die Anwendung bei schmerzhaften Zuständen, insbesondere bei degenerativen Erkrankungen und Überlastungssyndromen des Bewegungsapparates, sowie bei neurologischen und rheumatischen Erkrankungen bis hin zu gestörter Wundheilung erstreckt (siehe Tabelle 1). Obgleich die Ultraschalltherapie schon mehr als fünf Jahrzehnte durchgeführt wird, scheint ihr Einsatz

---

Tabelle 1: Gebräuchliche Indikationen des Ultraschalls

Chronisch entzündliche und degenerative Erkrankungen des Bewegungsapparates
- Arthrose
- Vertebragene Syndrome bei degenerativen Wirbelsäulenerkrankungen
- Periostose, Tendinose
- Muskelhartspann, (Fibro)-Myalgie

Erkrankungen des rheumatischen Formenkreises
- Arthrose
- M. Bechterew
- Progressive Sklerodermie
- Weichteilrheumatismus

Neurologische Erkrankungen
- Neuralgien
- Nervenkompressionssyndrome

Verzögerte Kallusbildung von Frakturen

Narben

Dupuytrensche Kontraktur

Ganglion

Lymphödeme

Wundheilung
- Anregung der Wundheilung
- Wundheilungsstörungen

Resorption von Hämatomen

---

größtenteils empirisch begründet. Unter den zahlreichen internationalen Publikationen imponieren relativ wenige mit aussagekräftigen Daten. Im folgenden versuchen wir anhand randomisierter, plazebokontrollierter Originalarbeiten (Quellen: Medline, Referenzlisten, Bücher) den aktuellen Wissensstand über die Wirksamkeit dieser Therapieform bei den Hauptindikationen aufzuzeigen.

Wirbelsäulenschmerz und Gelenkserkrankungen

Obwohl eine große Anzahl von Ultraschalltherapie-Studien zu diesen Themen publiziert wurden – sie wurden in der Übersicht von FALCONER (1990) zusammengefaßt – entsprachen nur eine Arbeit zur Wirksamkeit bei Wirbelsäulenschmerzen und vier Arbeiten über Gelenkserkrankungen den Kriterien einer aussagekräftigen Untersuchung. NWUGA und Mitarbeiter (1983) behandelten Kreuzschmerzen mit nachgewiesenen Diskusprolaps elfmal über vier Wochen hindurch, entweder mit Ultraschall oder Plazebo-Ultraschall beim Patienten zu Hause. Sie stellten eine deutliche Besserung aller subjektiven und objektiven Untersuchungsparameter in der mit Ultraschall behandelten Gruppe im Vergleich zu Plazebo und einer zusätzlichen dritten, nicht therapierten Kontrollgruppe fest.

In der Untersuchung von KONRAD (1994) war Ultraschalltherapie bei der Behandlung der rheumatoiden Arthritis im Vergleich zu Plazebo-Ultraschall eindeutig wirksamer hinsichtlich einer Reihe objektiver und subjektiver Untersuchungsparameter. Allerdings war auch diese Studie nicht ohne methodische Mängel. Zu einem negativen Ergebnis kamen die Autoren einer Studie, die Ultraschall zusätzlich zu einem Heilgymnastikprogramm in der Behandlung von schmerzhaften Bewegungseinschränkungen bei Gonarthrose einsetzten (FALCONER et al., 1992). Diese Arbeit ist insofern nicht leicht zu interpretieren, da der Anteil einer zusätzlichen aktiven Therapie, wie Heilgymnastik, die schwer standardisierbar ist, am Therapieerfolg schwer abschätzbar ist.

Erfahrungen aus dem klinischen Alltag zeigen, daß die Behandlung degenerativer Gelenkserkrankungen mit Ultraschall bei täglicher Anwendung über 10 bis 15 Therapieeinheiten sehr wohl zu einer deutlichen Schmerzreduktion und verbesserten Gelenksfunktion führen kann. Besonders günstige Erfolge lassen sich einerseits bei den tiefer gelegenen großen Gelenken, wie z.B. der Hüfte, oder andererseits bei den Fingergelenken erzielen, vor allem dann, wenn die Dosierung individuell angepaßt wird, und die Ultraschalltherapie als »Kombinationstherapie« durchgeführt wird.

Der Begriff Kombinationstherapie bezeichnet hier die Behandlung der erkrankten Struktur sowohl durch die direkte, lokale, als auch durch die segmentale-paravertebrale Beschallung. Letztere nutzt die Funktionseinheit, die innerhalb eines Segmentes (entwicklungsgeschichtlich bedingt) besteht und stellt den therapeutischen Angriffspunkt am Segmentwurzelgebiet in den Vordergrund. Es wird dabei lediglich in den organ- und muskelzugehörigen Segmenten paravertebral beschallt.

Bursitis und Tendinitis sind häufige Störungen im Bereich der Schulter und Hüfte. Obgleich Ultraschall bei diesen Indikationen bevorzugt als passive physikalische Methoden verordnet wird, finden sich dazu nur wenige kontrollierte Untersuchungen. Eine davon fand keine Überlegenheit der Ultraschalltherapie im Vergleich zu Plazebo-Ultraschall bei Behandlung der subakuten Periarthritis der Schulter (MUELLER et al., 1953). Diese Studie läßt jedoch aufgrund der kleinen Patientengruppen (n = 6/8) keine eindeutige Aussage zu.

Zwei weitere Studien zur Periarthrithis humeroscapularis fanden ebenfalls keine positive Wirksamkeit des Ultraschalls (BERRY et al., 1980; DOWNING et al., 1986). Auch diese beiden Untersuchungen sind aufgrund sehr kleiner Patientengruppen nur bedingt aussagekräftig.

WILLIAMSON und Mitarbeiter (1986) behandelten Zerrungen des lateralen Außenbandes des Sprunggelenks zusätzlich zu einem umfassenden Rehabilitationsprogramm mit Ultraschall ohne Erfolg.

Übereinstimmend mit FALCONER scheint die Schmerzreduktion und verbesserte Gelenksbeweglichkeit bei chronisch entzündlichen periartikulären Erkrankungen bzw. Arthrosen aus den vielen positiven Berichten unkontrollierter Studien zu diesem Thema hauptsächlich auf einem Plazeboeffekt zu beruhen. Schmerzreduktion durch Plazebobehandlung ist ein bekanntes Phänomen und wird mit u.a. endorphinabhängigen Veränderungen der Schmerzperzeption in Zusammenhang gebracht.

Epicondylitis humeri lateralis

Der sogenannte Tennisellbogen ist eines der häufigsten Überlastungssyndrome des Bewegungsapparates (WADSWORTH, 1987). Seine Ätiologie ist bis heute nicht geklärt. So überrascht es nicht, daß eine Vielzahl unterschiedlicher Therapien beschrieben worden sind, unter ihnen die Ultraschalltherapie.

Drei plazebokontrollierte Doppelblindstudien wurden hierzu publiziert. So behandelten Binder und Mitarbeiter (1985) 76 Patienten mit gepulstem Ultraschall oder Plazebo-Ultraschall (Scheinultraschall) zwei- bis dreimal wöchentlich, über einen Zeitraum von vier bis sechs Wochen (BINDER et al., 1985). 63 Prozent aller Patienten, die tatsächlich mit Ultraschall therapiert wurden, zeigten eine deutliche Besserung aller subjektiven und objektiven Untersuchungsparameter, gegenüber 29 Prozent in der Plazebogruppe, und bis zur 1-Jahres-Nachuntersuchung waren weniger Patienten in der Ultraschallgruppe als in der Plazebogruppe an Rezidiven erkrankt.

Weniger klar war der Therapieerfolg in den beiden anderen Studien. So fanden LUNDEBERG und Mitarbeiter (1988), die die Epicondylitis lateralis mit konstantem Ultraschall zweimal wöchentlich über vier bis fünf Wochen behandelten, unmittelbar nach Therapieende und drei Monate später nur eine geringe, nicht signifikante Überlegenheit gegenüber Plazebo. Sowohl tatsächlicher als auch Scheinultraschall zeigten jedoch im Vergleich zu einer dritten, nicht behandelten Kontrollgruppe, eine deutliche Besserung der Beschwerden. In der dritten Studie wurde die Applikation einer zehner Serie gepulsten Ultraschalls zwei- bis dreimal wöchentlich untersucht (HAKER and LUNDEBERG, 1991). Hier konnte zu Therapieende und in einer dreimonatigen sowie einjährigen Folgeuntersuchung nur eine geringfügige Besserung einiger Untersuchungsparameter im Vergleich zu Plazebo registriert werden.

Muskuläres Überlastungssyndrom »Muskelkater«

Zwei Arbeiten wurden zum Einsatz des Ultraschalls in der Behandlung des sogenannten »Muskelkaters« publiziert. In der einen wurde dieses Syndrom in beiden Ellbogenbeugern dreimal mit konstanter Ultraschalltherapie anscheinend wirkungslos behandelt (CICCONE et al., 1991). In der anderen Arbeit wurde ein »Muskelkater« der Oberschenkelmuskulatur mit gepulstem Ultraschall erfolgreich therapiert (HASSON et al., 1990).

Ulcus cruris

Callam und Mitarbeiter publizierten 1987 eine Arbeit, in der Patienten mit chronisch venösen Beinulcera zusätzlich zu einer standardisierten Basistherapie mit gepulstem Ultraschall oder Plazebo-Ultraschall behandelt wurden (CALLAM et al., 1987). Nach zwölf Wochen heilten in der mit Verum behandelten Gruppe 61 Prozent der Ulcera und in der Kontrollgruppe 41 Prozent. Analog dazu konnte eine deutlich ausgeprägtere Reduktion der Ulcusgröße unter Ultraschallbehandlung beobachtet werden.

Drei weitere Studien widmeten sich der Wirksamkeit des Ultraschalls bei der Ulcustherapie. In einer konnte bei dreimaliger Ultraschalltherapie pro Woche ein günstiger Effekt auf die Ulcusheilung beobachtet werden (DYSON et al., 1976). Allerdings war die Anzahl der Untersuchten sehr klein. Obgleich die Autoren der beiden anderen Arbeiten im Gegensatz zu den oben beschriebenen Untersuchungen keine eindeutig bessere Heilungsrate des mit Ultraschall behandelten Ulcus cruris fanden, konnte dennoch eine tendenziell günstigere Wirksamkeit der Verumtherapie gezeigt werden. In der einen wurden die Patienten mit gepulstem Ultraschall über eine Dauer von drei Monaten mit gestaffelter Behandlungsfrequenz therapiert (LUNDEBERG et al. 1990), in der anderen wurde (vermutlich) konstanter Ultraschall zweimal wöchentlich über zwei Monate hindurch appliziert (ERIKSSON et al., 1991).

Wundheilung, Frakturheilung

In einer Reihe von tierexperimentellen Studien konnte ein positiver Wirkungsnachweis der Ultraschalltherapie vor allem für die Stimulation der Heilung verschiedener bindegewebiger Strukturen und frakturierter Knochen gezeigt werden. Die posttraumatische und postoperative Wundheilung scheint nach den beiden dazu publizierten klinischen Arbeiten durch Ultraschalltherapie nicht beeinflußbar zu sein.

GRANT und Mitarbeiter (1989) behandelten perineale Traumen mit gepulstem Ultraschall dreimal innerhalb von 36 Stunden nach Geburt. In den Folge-

untersuchungen zu Therapieende, zehn Tage und drei Monate später, stellte sich kein wesentlicher Unterschied im Therapieeffekt zwischen Plazebo und Verum ein. Allerdings war die Einzeltherapiedauer innerhalb der mit Verum behandelten Gruppe nicht einheitlich. In der zweiten Arbeit wurde nach Extraktion der unteren dritten Molaren Ultraschall postoperativ einmalig appliziert (HASHISH et al., 1988). Die Behandlungsergebnisse zeigen zwar deutliche Änderungen einiger weniger subjektiver und objektiver Parameter zugunsten der Ultraschalltherapie, eine Reihe von Parametern wurde jedoch auch durch Plazebotherapie günstig verändert. Es wird daher von den Autoren ein plazebomediierter, analgetischer und endzündungshemmender Effekt der Ultraschallbehandlung angenommen.

Eine rezente Publikation untersuchte die Beschleunigung der Knochenheilung durch Ultraschall von konservativ versorgten Schienbeinfrakturen (HECKMAN et al., 1994). Die Autoren behandelten diese ab dem siebten Tag nach der Fraktur täglich über ein Gipsfenster mit gepulsten Ultraschall (0,3 W/cm², 1,5MHz, 20 Minuten) während einer Dauer von 20 Wochen. Am Ende der Therapieserie fanden sie eine signifikant beschleunigte Heilungsrate in der mit Ultraschall behandelten Gruppe. Auch die Zeit bis zur vollständigen Ausheilung der Frakturen war in der mit Verum behandelten Gruppe deutlich verkürzt. Diese Ergebnisse bestätigen die Befunde aus früheren klinischen Untersuchungen zur Frakturheilung (KNOCH und KNAUTH, 1984).

Tinnitus

In ihrer Pilotstudie behandelten CARRICK et al. (1986) Patienten mit Tinnitus. Sie applizierten einmalig Ultraschall oder Plazebo über dem Processus mastoideus für 20 Minuten (500 kHz, 4 mW/cm^2). Zu Therapieende fanden sie in der mit Verum behandelten Gruppe 40 Prozent der Patienten gebessert und in der mit Plazebo behandelten Gruppe nur sieben Prozent gebessert.

Weitere, häufige Anwendungsgebiete ohne wissenschaftliche Belege

Therapieversuche bei Keloiden mit Ultraschall im 1 oder 3 MHz-Bereich zeigten unterschiedliche Erfolge. Günstige Ergebnisse sind vornehmlich dann zu erzielen, wenn Salben, welche ebenfalls die Keloidreduktion zum Ziel haben, als Ankopplungsmedium dienen. Hartes Narbengewebe, welches mit dem umgebenden Gewebe verwachsen ist, soll durch Ultraschalltherapie weich werden, an Elastizität gewinnen und auch besser verschiebbar werden. Behandlungsversuche der Dupuytrenschen Kontraktur

sind häufig, zeigen aber erfahrungsgemäß keine merkliche Besserung. Anders verhält sich dies bei der Behandlung des sogenannten schnellenden Fingers und des Ganglions (Überlastungsganglion). Bei beiden Indikationen kann der Therapieversuch mit einer Ultraschallserie durchaus erfolgreich sein.

Bei einer retrospektiven Befragung von 411 Patienten mit Sklerodermie waren 20 Patienten auch mit Ultraschall behandelt worden. Diese gaben vor allem günstige Wirkungen auf die Hautverhärtungen an (BÜHRING et al., 1994).

Beobachtungen einer günsten Resorption von Kalzifizierungen bei der Bursitis calcarea der Schulter scheinen den Therapieversuch bei dieser Indikation zu rechtfertigen. Ultraschall mit Intensitäten zwischen 1,5 und 2,5 W/cm^2 soll dabei über Induktion einer entzündlichen Gewebsreaktion natürliche Resorptionsmechanismen verstärken. Ähnlich wird auch die begünstigte Resorption von Hämatomen erklärt.

Experimentell gefundene thermale und nichtthermale Einwirkungen des Ultraschalls auf die Nervenleitung (CURRIER et al., 1978, HONG et al., 1988) scheinen Grundlage für den Einsatz des Ultraschalls zur Schmerzreduktion bei der Trigeminusneuralgie und der Herpes Zoster-Neuralgie sowie beim Neurom zu sein. Zu bemerken ist, daß die Behandlung bei diesen Indikationen nur mit einem vorher im Wasserbad erwärmten

Ultraschallkopf durchzuführen ist, da der Kältereiz eine Verschlechterung des klinischen Beschwerdebildes triggern kann.

Der Vollständigkeit wegen sollen hier auch die unterstützende Behandlung bei vielen internistischen und gynäkologischen Erkrankungen durch Ultraschall über einen neuraltherapeutischen Behandlungsaufbau erwähnt werden. So könnte z. B. der Heilungsverlauf eines Ulcus ventriculi durch Ultraschall über die spezifische Reflexzonenbeeinflussung in den Segmenten C3/C4 und Th 5 bis 9 links paravertebral auf der Ebene des segmentalen Funktionskreises begünstigt werden.

Nebenwirkungen

Die praktische Anwenung der Ultraschalltherapie ist vor allem bei hoch gewählten Dosierungen oder einer länger als üblich dauernden Schallexposition durch die thermalen und nichtthermalen Effekte der Ultraschalltherapie limitiert.

Hyperämie, entzündliche Reaktionen bis hin zu Gewebsnekrosen können quantitativ dem Wärmeentwicklungseffekt des Ultraschalls zugeschrieben werden.

Die nichtthermalen Effekte des Ultraschalls werden durch seine mechanische Wirkung erklärt und sind besonders am Phänomen der Kavitation untersucht. Dabei sollen sich unter Beschal-

lung Gasbläschen im Gewebe bilden, welche dann zu punktförmigen Nekrosen im Gewebe mit konsekutiven petechchialen Blutungen führen. Dieser Effekt ist bei der statischen 1 MHz-Beschallung mit Intensitäten von 1 W/cm^2 und bei der dynamischen 1 MHz-Beschallung mit 4 W/cm^2 nachweisbar (LEHMANN und HERRICK, 1953). Durch die Komprimierung des zu beschallenden Gewebes mit dem Schallkopf können diese Schwellwerte deutlich erhöht werden.

Kontraindikationen

Grundsätzlich ist Ultraschalltherapie bei denjenigen Erkrankungen nicht angebracht, bei welchen die Applikation von Wärme kontraindiziert ist. Dies gilt besonders für akute Infektionen, Thrombophlebitis und hämorrhagische Diathese.

Spezielle Kontraindikationen der Ultraschalltherapie stellen die direkte Beschallung der Augen, des schwangeren Uterus, der Testes und der Strukturen des zentralen Nervensystems dar. Bei der Beschallung dieser Organe ist neben Schädigung durch Wärme auch die Bildung von Kavitationen mit konsekutiver Gewebszerstörung und -untergang schon bei Anwendung geringer Intensitäten möglich. Ebenso können durch die mechanische Wirkung des Ultraschalls bei allgemeiner Blutungsneigung verstärkt Blutungen auftreten.

Vorsicht ist bei der Beschallung anästhetischer Areale geboten. Sie stellen eine relative Kontraindikation für die Ultraschalltherapie dar, da es dem Patienten nicht möglich ist, übermäßige Wärmeentwicklung im therapierten Areal rückzumelden. Auch Gelenkersatz aus Methylmetacrylat oder Polyethylen soll nicht beschallt werden. Diese Werkstoffe zeigen aufgrund ihres besonderen Absorptionsverhaltens starke Wärmeentwicklung.

An dieser Stelle sei darauf hingewiesen, daß metallische Fremdkörper, wie Platten, Schrauben etc. keine Kontraindikation für die Ultraschalltherapie darstellen. Eine Übersicht der Kontraindikationen ist in Tabelle 2 zusammengestellt.

....

Literatur

BERRY, H., FERNANDEZ, L., BLOOM, B., CLARK, R.J., HAMILTON, E.B.: *Clinical study comparing acupuncture, physiotherapy, injection and oral antiinflammatory therapy in shoulder cuff lesions. Curr. Med. Res. Opin. 1980, 7, 121-126.*

BINDER, A., HODGE, G., GREENWOOD, A.M., HAZELMAN, B.L., PAGE, THOMAS, D.P.: *Is therapeutic ultrasound effective in treating soft tissue lesions. BMR. 1985, 290, 512-514.*

BÜHRING M., ROHWER J., RUDOLPH H.J., STANGE, R., KÜHN, G.: *Ultraschallbehandlung bei Sklerodermie. Ergebnisse einer Befragungsstudie bei 411 Patienten. Phys. Rehab. Kur Med. 1994, 4, 19-21.*

Tabelle 2: Kontraindikationen des therapeutischen Ultraschalls
spezielle Kontraindikationen (direkte Beschallung)
– Augen
– schwangerer Uterus
– Herzschrittmacher, Defibrillator
– anästhetische Areale
– Areale mit vaskulärer Insuffizienz
– Rückenmark bei Zustand nach Laminektomie
– Gelenkersatz aus Methylmetacrylat oder Polyethylen
– Herz
– Gehirn
– maligner Tumor
– Blutungsneigung und
allgemeine Kontraindikationen gegen Wärmetherapie

BYL, N.N., MCKENZIE, A.L., WEST, J.M., WHITNEY, J.A.D., HUNT, T., SCHEUENSTUHL, H.: *Low-dose ultrasound effects on wound healing: a controlled study with Yucatan pigs. Arch. Phys. Med. Rehab. 1992, 73, 656-664.*

CALLAM, M.J., HARPER, D.R., DALE, J.J., RUCKLEY, C.V., PRESCOTT, R.J.: *A controlled trial of weekly ultrasound therapy in chronic leg ulceration. Lancet, 1987, 204-206.*

CARRICK, D.G., DAVIES, W.M., FIELDER, C.P., BIHARI, J.: *Low-powered ultrasound in the treatment of tinnitus: a pilot study. Brit. J. Audiol. 1986, 20, 153-155.*

CICCONE, C.D., LEGGIN, B.G., CALLAMARO, J.J.: *Effects of ultrasound and trolamine salicylate phonophoresis on delayed-onset muscle soreness. Phys. Ther., 1991, 71, 666-675.*

CHAN, A.K., SIGELMANN, R.A., GUY, A.W.: *Calculations of therapeutic heat generated by ultrasound in fat-muscle-bone layers. IEEE Trans. Biomed. Eng. BME. 1973, 21, 280-284.*

CICCONE, C.D., LEGGIN, B.G., CALLAMARO, J.J.: *Effects of ultrasound and trolamine salicylate phonophoresis on delayed-onset muscle soreness. Phys.Ther., 1991, 71, 666-675.*

CONRADI, E., SCHULDES, H., FRITZE, U., WINTERFELD, H.J.: *Zum gegenwärtigen Stand der Therapie mit Impulsultraschall. Z. Physioth., 1983, 35, 85-93.*

CURRIER, D.P., GREATHOUSE, D., SWIFT, T.: *Sensory nerve conduction: effect of ultrasound. Arch Phys. Med. Rehab. 1978, 59, 181-185.*

DOWNING, D., WEINSTEIN, A.: *Ultrasound therapy of subacromial bursitis. Phys. Ther. 1986, 66, 194-199.*

DYSON, M., FRANKS, C., SUCKLING, J.: *Stimulation of healing of varicose ulcers by ultrasound. Ultrasonics. 1976, 14, 232-236.*

ERIKSSON, S.V., LUNDEBERG, T., MALM, M.: *A placebo controlled trial of ultrasound therapy in chronic leg ulceration. Scand. J. Rehab. Med. 1991, 23, 211-213.*

FALCONER, J., HAYES, K.W., CHANG, R.W.: *Therapeutic ultrasound in the treatment of musculosceletal conditions. Arthritis Care Res. 1990, 3, 85-91.*

FALCONER, J., HAYES, K.W., CHANG, R.W.: *Effect of ultrasound on mobility in osteoarthritis of the knee. A randomized clinical trial. Arthritis Care Res. 1992, 5, 29-35.*

GRANT, A., SLEEP, J., MCINTOSH, J., ASHURST, H.:*Ultrasound and pulsed electromagnetic energy treatment for perineal trauma. A randomized placebo-controlled trial. BJ Obst. Gynaec., 1989, 96, 434-439.*

HAKER, E., LUNDEBERG, T.: *Pulsed Ultrasound treatment in lateral epicondylalgia. Scand.J.Rehab.Med., 1991, 23, 115-118.*

HASHISH, I., HAI, H.K., HARVEY, W., FEINMANN, C., HARRIS, M.: *Reduction of postoperative pain and swelling by ultrasound treatment: a placebo effect. Pain, 1988, 33, 303-311.*

HASSON, S., MUNDORF, R., WILLIAMS, J., FUJII, M.: *Effect of pulsed ultrasound versus placebo on muscle soreness perception and muscular performance. Scand. J. Rehab. Med., 1990, 22, 199-205.*

HECKMAN, J.D., RYABY, J.P., MCCABE, J., FREY, J.J., KILCOYNE, R.F.: *Acceleration of tibial fracture-healing by non-invasive, low-intensity pulsed ultrasound. J. Bone J. Surg. 1994, 76A/1, 26-34.*

HONG, C.Z., LIU, H.H., YU, J.: *Ultrasound thermotherapy effect on the recovery of nerve conduction in experimental compression neuropathy. Arch. Phys. Med. Rehab., 1988, 410-414.*

KNOCH, H.G., KNAUTH, K.: *Therapie mit Ultraschall. VEB G. Fischer Verlag Jena, 3. Auflage, 1984.*

KONRAD, K.: *Randomized, double blind, placebo-controlled study of ultrasonic treatment of the hands of rheumatoid arthritis patients. Eur. J. Phys. Med. Rehab. 1994, 4, 155-157.*

KOTTKE, F.J, LEHMANN, J.F.: *Krusen's handbook of Physical Medicine and Rehabilitation. WB Sounders Company; fourth edition, 1990, 313-331.*

LEHMANN, J.F. und HERRICK, J.F.: *Biologic reactions to cavitation, a consideration for ultrasonic therapy. Arch. Phys. Med. Rehabil. 1953, 34, 86-98.*

LUNDEBERG, T., ABRAHAMSSON, P., HAKER, E.: *A comparative study of continuous ultrasound, placebo ultrasound and rest in epicondylalgia. Scand.J.Rehab.Med., 1988, 20, 99-101.*

LUNDEBERG, T., NORDSTRÖM, F., BRODDA-JANSEN, G., ERIKSSON, S.V., KJARTANSSON, J., SAMUELSON, U.E.: *Pulsed ultrasound does not improve healing of venous ulcers. Scand. J. Rehab. Med., 1990, 22, 195-197.*

MORTIMER, A.J. and DYSON, M.: *The effect on therapeutic ultrasound on calcium uptake in fibroblasts. Ultras. Med. Biol. 1988, 14, 499-506.*

MUELLER, E.E., MEAD, S., SCHULZ, B.F., VADEN, M.R.: *A placebo-controlled study of ultrasound treatment for periarthritis. Arch. Phys. Med. Rehab. 1953, 33, 31-35.*

NWUGA, V.C.B: *Ultrasound in treatment of back pain resulting from prolapsed intervertebral disc. Arch. Phys. Med. Rehab., 1983, 64, 88-89.*

TAYLOR, E., HUMPHRY, R.: *Survey of physical agent modality use. Am. J. Occup. Ther., 1991, 45, 924-931.*

TER HAAR, G., DYSON, M., OAKLEY, E.M.: *The use of ultrasound by physiotherapists in Britain, 1985. Ultr. Med. Biol., 1987, 13, 659-663.*

WADSWORTH, T.G.: *Tennis elbow: conservative, surgical, and manipulative treatment. BMJ, 1987, 294, 621-624.*

WILLIAMSON, J.B, GEORGE, T.K, SIMPSON, D.C, HANNAH, B., BRADBURY, E.: *Ultrasound in the traetment of ankle sprains. Injury, 1986, 17, 176-178.*

Gutachten zum Stand des Nachweises der Wirksamkeit einer Ultraschalltherapie aufgrund klinischer Studien

(ohne Berücksichtigung der Indikationen entzündliche oder degenerative Gelenkerkrankungen)

JÜRGEN WINDELER

Einleitung

Die Indikationen entzündliche oder degenerative Gelenkerkrankungen werden in einem folgenden Gutachten gesondert behandelt. Zur Wirksamkeit einer Ultraschalltherapie liegen für verschiedene andere Indikationen elf Studien zur Beurteilung vor. Für die Darstellung der randomisierten Studien werden die Arbeiten nach Indikationsgebieten geordnet. Auf eine genaue Spezifizierung der Ultraschalltherapie wurde verzichtet. Es werden nur die verabreichten Intensitäten angegeben.

....

Nichtkontrollierte Studien

Solche Studien wurden nicht vorgelegt.

....

Kontrollierte Studien

Nichtrandomisierte Studien

DYSON et al. (1976) berichten über eine Studie an einer unbekannten Zahl von Patienten mit varikös bedingten Unterschenkelulcera. Das Alter der Patienten ist nicht angegeben. Die Anamnesedauer betrug zwischen 6 und 360 Monaten. Die Zuteilung der Patienten zur Ultraschall- und zur Kontrollgruppe erfolgte nichtrandomisiert.

Die gesamte Darstellung des Vorgehens sowie der Auswertung und der Ergebnisse ist so unbefriedigend, daß eine Beurteilung nicht möglich ist.

CARRICK et al. (1986) berichten über eine Studie an 40 Patienten mit Tinnitus im Alter zwischen 35 und 72 Jahren. Die Symptomatik mußte seit mindestens einem Jahr bestanden haben, sehr schwere oder anderweitig behandelbare Erkrankungsfälle wurden ausgeschlossen. Die Verblindung der Patienten wurde erreicht, indem für die Plazebotherapie ein identisches und funktionstüchtiges Gerät verwendet wurde, das jedoch keine Ultraschallwellen aussandte. Ob die Studie randomisiert wurde, ist unklar und fraglich. Offenbar wurde in dieser Studie ein Cross-over-design verwendet. Die Beschreibung ist jedoch sehr unklar.

Die Patienten sollten nach einer zehnminütigen einmaligen Behandlung angeben, ob sich ihre Symptomatik gebessert hatte. Die Intensität betrug 4 mW/cm². Zwölf Patienten schieden aus der Studie aus und wurden nicht ausgewertet. Daten zur Demographie sowie zur initialen Vergleichbarkeit der Gruppen fehlen.

Nach der Ultraschalltherapie berichteten elf Patienten über eine Verbesserung, nach der Plazebotherapie zwei dieser elf Patienten. Die übrigen neun Patienten zeigten auch nach der Ultraschalltherapie nur eine »slight« Verbesserung. Bis auf zwei Patienten (Gruppenzuordnung unklar) trat die Verbesserung nur während der zehnminütigen Therapie auf.

Kommentar
Studie mit Planungs- oder jedenfalls Darstellungsmängeln (Randomisierung fraglich, kein Zielkriterium, hohe Drop-out-Rate) mit zwar sehr deutlichem, aber fraglich relevantem Ergebnis.

BALZARINI et al. (1993) berichten über eine Studie an 150 Frauen mit einem chronischen Lymphödem des Armes in der Folge einer Brustkrebsoperation. Irgendwelche weiteren Angaben zu den Patientinnen, zum Beispiel deren Alter, liegen nicht vor. 50 dieser Patienten wurden einer Ultraschalltherapie, 100 Patienten einer mechanischen Druckbehandlung zugeteilt. Die Anwendungen erfolgten für jeweils 30 Minuten an zehn aufeinanderfolgenden Tagen zweimalig im Abstand von vier Monaten. Die Intensität betrug 2 W/cm².

In der Publikation wird über 31 Patienten der ersten Gruppe und 65 Patienten der zweiten Gruppe berichtet. Unterschiede zwischen den beiden Gruppen im Outcome fanden sich nicht.

Kommentar
Es handelt sich um eine Studie mit gravierenden Planungsmängeln (keine Randomisierung, kein Versuch einer Verblindung), für die die Ergebnisse einer aus unklaren Gründen durchgeführten Zwischenauswertung vorgestellt werden. Aus den mitgeteilten Ergebnissen dieser Studie auf die Gleichwertigkeit von Ultraschallbehandlung und mechanischer Druckbehandlung zu schließen, wie die Autoren dies tun, ist nicht akzeptabel.

Randomisierte Studien

Frakturheilung
HECKMAN et al. (1994) berichten über eine Studie an 96 Patienten mit ge-

schlossenen oder Grad I-offenen Tibia-frakturen, die konservativ behandelt werden konnten. Die Patienten waren im Mittel 33 Jahre alt, etwa dreiviertel von ihnen waren Männer. Die Patienten waren nach einer geschlossenen Reposition mit befriedigender Frakturstellung in die Studie aufgenommen worden. In der Verumgruppe wurde eine Ultraschallbehandlung appliziert, in der Kontrollgruppe wurde ein identisches Gerät mit gleichen optischen und akustischen Signalen verwendet, das aber keine Ultraschallwellen aussandte.

Die Therapie wurde täglich über jeweils 20 Minuten über einen Gesamtzeitraum von maximal 20 Wochen appliziert. Die Intensität wird mit 30 mW/cm² angegeben. Für die Beurteilung der Effektivität wurde die Heilung der Fraktur radiologisch beurteilt. Als Zielkriterium diente die Zeit bis zur ersten Beobachtung von radiologischen Zeichen der Frakturheilung.

Eine Fallzahlkalkulation liegt nicht vor. Die initiale Vergleichbarkeit der beiden Gruppen (ausgewertete Patienten, n = 67) wird ausführlich dargestellt. Relevante Unterschiede zwischen den Gruppen bestanden offenbar nicht. 30 Patienten wurden aus der Auswertung ausgeschlossen, für 13 waren keine Follow-up-Daten verfügbar, weitere 17 wurden nachträglich wegen Protokollverstößen nicht berücksichtigt.

Die Zeit bis zu radiologischen Zeichen der Frakturheilung wurde durch die Ultraschalltherapie deutlich verkürzt (ca. 100 Tage gegenüber 150 bis 180 Tagen in der Kontrollgruppe). Zwei zensierte Beobachtungen wurden in die Lifetable-Analyse einbezogen. Auffällig ist, daß die Zeitdauer bis zur Abnahme des Gipses wesentlich weniger differierte (94 versus 120 Tage).

Die Autoren legen zusätzlich eine Intention-to-treat-Analyse vor, in die alle in der Auswertung nicht berücksichtigten Patienten als zensierte Beobachtungen eingingen. Die genaue Umsetzung dieser Auswertung bleibt unklar und es muß auch festgestellt werden, daß das Problem, welches durch ausscheidende Patienten entsteht, nicht einfach durch ihre Betrachtung als zensierte Beobachtungen gelöst werden kann.

Kommentar

Detailliert beschriebene und im wesentlichen gut geplante Studie mit ausgeprägten und konsistenten Unterschieden zwischen der Verum- und Plazebogruppe zugunsten der Verumgruppe. Als gravierender Mangel ist allerdings der Ausschluß von mehr als $^1/_3$ der randomisierten Patienten zu werten.

Trauma

HASHISH et al. (1988) berichten über eine Studie an 125 Patienten zwischen

16 und 70 Jahren, die sich einer beidseitigen Extraktion der Weisheitszähne unterziehen mußten. Weitere Charakteristika der Patienten werden nicht angegeben.

Die Patienten wurden fünf verschiedenen Gruppen (jeweils n = 25) zugeordnet, einer Ultraschalltherapie, die mit kreisenden Bewegungen appliziert wurde, einer Plazebo-Ultraschalltherapie ebenfalls mit kreisenden Bewegungen sowie einer ähnlichen Therapie, ohne daß der Schallkopf bewegt wurde, einer Massage der Wangen, ohne daß der Schallkopf angeschlossen war, sowie einer unbehandelten Kontrollgruppe. Die Intensität der Ultraschallbehandlung betrug 0,1 W/ cm². Sie wurde offenbar nur einmalig vier bis sechs Stunden nach der Operation für ca. fünf Minuten appliziert.

Die Ultraschall-Plazebogruppe wurde verblindet, die Therapie in den übrigen Gruppen konnte aber natürlich nicht doppelblind erfolgen. Die Beurteilung der Zielgrößen wurde jedoch von einem Untersucher durchgeführt, der über die Behandlung der Patienten nicht informiert war. Ein primäres Zielkriterium oder eine geplante Fallzahl werden nicht mitgeteilt. Die initiale Vergleichbarkeit der Gruppen wird nicht dargestellt.

Von den ursprünglich eingeschlossenen 125 Patienten schieden 18 vorzeitig aus. Sie wurden durch zusätzliche Patienten ersetzt, so daß die ursprüngliche Zahl wieder erreicht wurde. Dieses Verfahren ist grundsätzlich sehr problematisch, da dadurch initial eingeschlossene Patienten zu »Nichtteilnehmern« werden und über sie nicht berichtet wird.

Für die Beurteilung des Effektes einer Ultraschalltherapie werden im folgenden nur die Unterschiede zwischen der Ultraschallgruppe sowie der Plazebogruppe mit Massage betrachtet. Während sich beide Gruppen gegenüber der unbehandelten Kontrolle verbesserten (im Schwellungsvolumen betrug der Unterschied etwa 10 ml), fanden sich keinerlei Unterschiede zwischen der Ultraschallgruppe sowie der Plazebobehandlung mit Massage. Die Ultraschallgruppe schnitt in der subjektiven Beurteilung der Patienten sogar tendenziell schlechter ab als die Plazebogruppe.

Kommentar
Studie mit Darstellungs-(Charakterisierung der Patienten) sowie Planungsmängeln (Zielkriterium, Ersetzen von Patienten), die aber die Bewertung des klar negativen Ergebnisses der Studie nicht wesentlich beeinträchtigen.

GRANT et al. (1989) berichten über eine Studie an 414 Frauen mit geburtsassoziierten perinealen Traumen. Die Frauen waren im Mittel ca. 27 Jahre alt. 140 von ihnen wurden einer Ultraschallbehandlung, 139 einer Plazebobehandlung und 135 einer anderen physikalischen Therapie zugeteilt. Die letzte Gruppe wird hier nicht weiter betrachtet. Es wurden besondere Maßnahmen zur Sicherung der Doppelblindheit, insbesondere auch Blindheit der Therapeuten getroffen. So wird einerseits ausdrücklich festgestellt, daß das Öffnen des Randomisierungsumschlags den unwiderruflichen Einschluß der Patientin in die Studie bedeutete. Weiterhin erfolgte die Einstellung der Geräte (Verum/Plazebo) über einen Zahlencode und war daher selbst für den Bediener des Gerätes nicht identifizierbar. Als primäres Zielkriterium wurden die Häufigkeit und Schwere von Schmerzen am zehnten Tag nach Geburt definiert. Eine Fallzahlplanung liegt vor.

Die Therapie wurde zwölf Stunden nach der Geburt begonnen und höchstens dreimal für jeweils zehn Minuten durchgeführt. Die Intensität betrug 0,5 W/cm². Nachuntersuchungen wurden unmittelbar nach Therapieende sowie nach zehn Tagen und drei Monaten vorgenommen.

Aus einer detaillierten Aufstellung der Ausgangswerte und demographischen Daten der Patientinnen ergeben sich keine relevanten Unterschiede zwischen den Gruppen. Zu keinem der drei geplanten Untersuchungszeitpunkte ergaben sich signifikante Unterschiede oder auch nur bemerkenswerte Trends zwischen den beiden Therapiegruppen

(Ultraschall und Plazebo). Die Anteile schmerzfreier Patientinnen unmittelbar nach Therapie waren in beiden Gruppen 12 Prozent, nach zehn Tagen ca. 40 Prozent und nach drei Monaten 90 Prozent in der Ultraschallgruppe und 83 Prozent in der Plazebogruppe.

Kommentar
Sehr gut geplante und detailliert beschriebene Studie mit eindeutig negativem Ergebnis.

WILLIAMSON et al. (1986) berichten über eine Studie an 154 Patienten mit Verstauchungen des Knöchels. Die Patienten waren zwischen 12 und 65 Jahre alt. Die Symptomatik durfte maximal seit 48 Stunden bestehen. Patienten mit Bandrupturen wurden ausgeschlossen. Zusätzlich zur Standardtherapie erhielt die eine Gruppe eine Ultraschalltherapie (n = 74), die andere eine Plazebotherapie, bei der das Ultraschallgerät ausgeschaltet wurde. Über die Dauer und Intensität der Therapie wird nichts mitgeteilt.

Weitere demographische Angaben zu den Patienten oder Angaben zur initialen Vergleichbarkeit der Gruppe fehlen.

Offenbar wurde als Zielkriterium das Erreichen einer Punktzahl von Null oder Eins auf einem selbst konstruierten Score (max. 15 Punkte) definiert. 44 Patienten (21/23) schieden aus der Stu-

5

die aus und gingen nicht in die Auswertung ein.

Der in zwei Graphiken dargestellte Verlauf des Beschwerde-Scores zeigt keine auffälligen Unterschiede zwischen den beiden Gruppen. Nach drei Wochen waren in der Ultraschallgruppe 100 Prozent, in der Plazebogruppe ca. 97 Prozent beschwerdefrei.

Kommentar
Studie mit Planungsmängeln (Doppelblindheit fraglich, kein Zielkriterium) sowie Mängeln in der Darstellung. Die Nichtberücksichtigung der ausgeschiedenen Patienten in der Auswertung ist problematisch, die Autoren stellen aber fest, daß sie keinen Anhalt dafür finden konnten, daß die Einbeziehung das negative Ergebnis geändert hätte. Es spricht wenig dafür, daß diese Mängel die Bewertung dieses klar negativen Studienergebnisses beeinträchtigen könnten.

Chronisch venöse Unterschenkelulcera
ERIKSSON et al. (1991) berichten über eine Studie an 38 Patienten mit chronisch venösen Unterschenkelulcera. Das mittlere Alter der Patienten war ca. 60 Jahre, ein Drittel von ihnen waren Männer. Jeweils 19 Patienten wurden einer Ultraschallbehandlung und einer Plazebotherapie zugeteilt. Die Verblindung der Patienten wurde erreicht, indem für

die Plazebotherapie ein identisches und funktionstüchtiges Gerät verwendet wurde, das jedoch keine Ultraschallwellen aussandte.

Die Therapie erfolgte wöchentlich zweimal für jeweils 10 Minuten über insgesamt maximal acht Wochen. Die Intensität betrug 1,0 W/cm².

Als Zielvariable wurde die Fläche der Ulcera vermessen. Als Zielkriterium diente der Anteil abgeheilter Ulcera. Eine Fallzahlplanung liegt vor. Bezüglich der initialen Vergleichbarkeit ergeben sich aus einer kurzen Darstellung der keine gravierenden Unterschiede zwischen den Gruppen. 13 der 38 Patienten (sieben in der Ultraschallgruppe und sechs in der Plazebogruppe) schieden aus der Studie aus.

Nach acht Wochen hatte sich die Fläche der Ulcera in der Ultraschallgruppe auf im Mittel 42 Prozent des Ausgangswertes, in der Plazebogruppe auf 48 Prozent des Ausgangswertes vermindert. In der Ultraschallgruppe waren bei sechs Patienten, in der Plazebogruppe bei vier Patienten die Ulcera abgeheilt. Signifikante Unterschiede fanden sich nicht. Auch die Einbeziehung der ausgeschiedenen Patienten in die Auswertung änderte an diesem Ergebnis nichts.

Kommentar
Gut geplante Studie mit offenbar gravierenden Durchführungsproblemen (sehr hoher Anteil ausgeschiedener Patienten).

Die Studie ist viel zu klein, um eine – positive oder negative – Aussage zur Wirksamkeit der Ultraschalltherapie zu machen.

LUNDEBERG et al. (1990) berichten über eine Studie an 44 Patienten mit chronisch venösen Unterschenkelulcera. Das mittlere Alter der Patienten war ca. 65 Jahre. Knapp $^1/_3$ von ihnen waren Männer. Ergänzend zu einer Standardtherapie wurden die Patienten einer Ultraschallbehandlung sowie einer Plazebo-Ultraschallgruppe zugeteilt, deren Therapiemodalitäten aber nicht näher beschrieben werden.

Die Therapie erfolgte über insgesamt zwölf Wochen mit dreimaliger Anwendung (jeweils 10 Minuten) in den ersten vier Wochen, zweimaliger Anwendung in den Wochen fünf bis acht sowie einmaliger Anwendung in den letzten vier Wochen. Die Intensität betrug 0,5 W/cm².

Als Zielkriterium wurde die prozentuale Änderung der Ulcusfläche definiert, eine Fallzahlplanung liegt vor. Eine kurze Darstellung der initialen Merkmale der Patienten zeigte keine gravierenden Unterschiede zwischen den Gruppen. 12 der 44 Patienten (7/5) schieden aus der Studie aus.

Nach zwölf Wochen waren die Ulcera in der Ultraschallgruppe auf im Mittel 39 Prozent des Ausgangswertes, in der Plazebogruppe auf 43 Prozent vermindert. In der Ultraschallgruppe waren bei 10 Patienten, in der Plazebogruppe bei acht Patienten die Ulcera abgeheilt. Signifikante Unterschiede fanden sich nicht. Auch die Einbeziehung der ausgeschiedenen Patienten in die Auswertung änderte an diesem Ergebnis nichts.

Kommentar
Gut geplante Studie mit Darstellungsmängeln (Doppelblindheit unklar) und Durchführungsproblemen. Insgesamt ist die Studie zu klein, um eine – positive oder negative – Aussage zur Wirksamkeit der Ultraschalltherapie zu machen. Überschneidungen zur Studie von ERIKSSON et al. (1991), der in dieser Studie als Ko-Autor fungiert, sind nicht zu beurteilen.

CALLAM et al. (1987) berichten über eine Studie an 108 Patienten mit chronisch venösen Unterschenkelulcera. Das Alter der Patienten war im Mittel ca. 67 Jahre, 40 Prozent von ihnen waren Männer. Die Patienten erhielten zu einer Standardtherapie entweder zusätzlich eine Ultraschallbehandlung (n = 52) oder keine Behandlung. Die Studie war demnach offen ausgelegt. Die Therapie erfolgte offenbar einmal wöchentlich über maximal zwölf Wochen. Die Intensität wird mit 0,5 W/cm² angegeben.

Als Zielkriterium wurde der Anteil abgeheilter Ulcera festgelegt. Eine Fallzahlplanung liegt nicht vor. Eine kurze Darstellung der initialen Merkmale der Patienten zeigt keine gravierenden Unterschiede. Insgesamt 26 Patienten (15/11) schieden aus der Studie aus, wurden jedoch in eine Intention-to-treat-Auswertung einbezogen.

Nach zwölf Wochen waren in der Ultraschallgruppe bei 25 (61 Prozent der vollständig beobachteten) Patienten die Ulcera abgeheilt, in der Kontrollgruppe bei 17 (41 Prozent).

Kommentar
Studie mit erheblichen Planungsmängeln (nicht verblindete Therapie), so daß der beobachtete deutliche Unterschied in den Heilungsraten nicht sicher auf die Ultraschalltherapie zurückgeführt werden kann.

Decubitus

TER RIET et al. (1995) berichten über eine Studie an 88 Pflegeheim-Patienten mit Druckulcera. Das mittlere Alter der Patienten war 81 Jahre, die Geschlechtsverteilung wird nicht mitgeteilt. 45 Patienten wurden zusätzliche zur üblichen Therapie einer Ultraschallbehandlung und 43 einer Plazebotherapie zugeteilt. Es wird beschrieben, daß die Therapie unter Doppelblindbedingungen angewendet wurde, das genaue Prozedere ist aber nicht ganz klar.

Die Therapie erfolgte fünfmal wöchentlich über maximal zwölf Wochen.

Die Intensität betrug 0,1 W/cm². Als Zielvariable wurde die Fläche der Ulcera vermessen. Eine Fallzahlplanung liegt nicht vor. Zur initialen Vergleichbarkeit wird nicht Stellung genommen.

Nach zwölf Wochen waren in der Ultraschallgruppe bei 40 Prozent (18/45) der Patienten, in der Plazebogruppe bei 44 Prozent (19/43) der Patienten die Ulcera abgeheilt. Auch die Auswertung der Zeit bis zur Abheilung war nicht unterschiedlich in den beiden Gruppen.

Kommentar
Studie mit einigen Planungs- und Darstellungsmängeln, die jedoch die Bewertung der klar negativen Ergebnisse kaum beeinträchtigen.

....

Fazit

Die hier diskutierten klinischen Untersuchungsergebnisse sind hinsichtlich ihrer methodischen Qualität nicht ausreichend für eine fundierte Beurteilung des Nutzens einer Ultraschalltherapie.

Zu den einzelnen Indikationen:

- Frakturheilung:
  Die Wirksamkeit kann hier nicht als belegt gelten (eine mangelhafte Studie).
- Trauma:
  Hier liegen drei Studien mit Mängeln und in verschiedenen Indikationen vor, jedoch mit konsistent

negativen Ergebnissen, die nahelegen, daß eine Wirksamkeit der Therapie in diesem Bereich nicht besteht.

■ Chronisch venöse Unterschenkelulcera:
Alle vier Studien weisen so gravierende Mängel auf, daß eine Beurteilung nicht möglich ist.

....

Forschungsperspektive

In mehreren der hier referierten Studien wurde aufgezeigt, daß eine kontrollierte Studie nach heutigen methodischen Standards und mit zuverlässiger Verblindung mit vertretbarem Aufwand möglich ist. Mindestens für die Indikationen, für die dies erfolgversprechend erscheint, bisher aber nicht geschehen ist, sollten solche Studien durchgeführt werden.

Die Patientenzahl ist dabei nach biometrischen Grundlagen zu bestimmen und so groß zu wählen, daß auch aus einem negativen Studienergebnis eindeutige Schlußfolgerungen gezogen werden können.

....

Literatur

BALZARINI, A., PIROVANO, C., DIAZZI, G. OLIVIERI, R., FERLA, F., GALPERTI, G., SENSI, S. MARTINO, G.:
Ultrasound therapy of chronic lymphedema after surgical treatment of breast cancer. Lymphology 26 (1993) 128 - 34

TER RIET, G., KESSELS, A. G., KNIPSCHILD, P.:
Randomised clinical trial of ultrasound treatment of pressure ulcers. Br. Med. J. 310 (1995) 1040 - 1041

Die Arbeiten von
CALLAM et al. (1987)
CARRICK et al. 1986
DYSON et al. 1976
ERIKSSON et al. (1991)
GRANT et al. (1989)
HASHISH et al. (1988)
HECKMAN et al. (1994)
LUNDEBERG et al. (1990)
WILLIAMSON et al. (1986)

sind bereits im klinischen Beitrag (Kapitel 06.07) zitiert.

....

Sektion 15, Akupunktur und andere Verfahren der chinesischen Medizin

EDITOR: G. STUX

Gutachten zum Stand des Nachweises der Wirksamkeit von Akupunktur bei Migräne aufgrund klinischer Studien

JÜRGEN WINDELER

Einleitung

Zur Wirksamkeit der Akupunktur bei chronischen Kopfschmerzen liegen inzwischen 27 Studien zur Beurteilung vor. Aus neuester Zeit stammen die Arbeiten von WEINSCHÜTZ et al. 1994. Die Zahlen im Anschluß an die Studiendarstellungen geben die Einschätzung der Akupunkturqualität, (in eckiger Klammer) wieder (siehe Kapitel 15.01 Teil 2).

....

Unkontrollierte Studien

Studien ohne Kontrollgruppe (parallel oder als Cross over) lassen in der hier zu diskutierenden Indikation grundsätzlich keine Aussagen über Therapieeffekte zu. Solche Studien sind diejenigen von BERLIN et al. (1989; die Bedeutung des Begriffes »randomisiert« in dieser Publikation ist unklar), BING (1991), BOIVIE und BRATTBERG (1987), CHEN und HWANG (1977), CHENG (1975), JENSEN et al. (1977), KIM und YOUNT (1974), KUBIENA (1985), LAITINEN (1975), LAWRENCE (1974), MARCUS (1979), SPOEREL et al. (1976).

....

Kontrollierte Studien

Nichtrandomisierte Studien

Für dieses Gutachten wird von einer Randomisierung ausgegangen, wenn der Begriff »randomisiert« verwendet wird oder von »zufälliger Zuteilung« u.ä. die Rede ist und keine anderen Aussagen gegen eine Randomisierung sprechen. Folgende Studien wurden ohne Randomisierung durchgeführt:

LENHARD und WAITE (1983) verglichen in einem nichtrandomisierten Cross-Over-Vergleich an 16 Patienten eine Naloxon- mit einer Kochsalzgabe unter gleicher Akupunkturbehandlung. Die Einschätzung der Schmerzen erfolgte anhand Visueller Analogskala (VAS) bzw. Kategorisierung (fünf Klassen). Während der jeweils zweimonatigen Behandlungsperioden ergaben sich keine auffälligen Effekte. Erst unter Einbeziehung einer zweimonatigen Nachbeobachtungsphase wird über Verbesserungen berichtet. Ein Unterschied zwischen den Naloxon- und den Kochsalzperioden wurde jedoch nicht beobachtet. [2.1]

JUNNILA (1982) untersuchte in einer nichtrandomisierten Studie (der Begriff »randomised« im Untertitel ist falsch!) 44 Patienten, unter ihnen 18 mit Kopfschmerzen. Sie wurden von einer Schwester, die über die Studie nicht informiert war, bezüglich Eignungskriterien befragt und gegebenenfalls in die Studie eingeschlossen. Die Zuteilung den Gruppen erfolgte alternierend. Inwieweit die Patienten überhaupt über die Studie informiert wurden, ist unklar.

Es wurde eine Akupunktur gegen Pseudo-Akupunktur verglichen, indem zirka ein Inch neben einem Akupunkturpunkt ein kurzer Schmerzreiz mit dem Fingernagel erzeugt wurde. Die Therapie erfolgte viermal in wöchentlichen Abständen. Die Patienten konnten die unterschiedlichen Prozeduren nicht sehen. 16 der 22 Akupunkturpatienten und fünf der Pseudo-Akupunkturpatienten gaben einen Monat nach Therapieende Besserungen oder Symptomfreiheit an. [2.1]

JENSEN et al. (1979) schlossen 29 Patienten in eine nicht-randomisierte Studie ein. 19 von ihnen erhielten eine einmalige Applikation der Akupunktur. In der Kontrollgruppe wurde die Akupunkturnadel vom Akupunkteur in situ gehalten, aber nicht eingestochen. 60 Tage nach der Behandlung war die Anzahl der Kopfschmerztage sowie die Anzahl der Tage mit Arzneimitteleinnahme in Aku-

punktur- und Plazebogruppe gleich. Gegenüber dem Ausgangswert hatte die Anzahl der Schmerztage in der Akupunkturgruppe, die Anzahl der »Medikamententage« in der Plazebogruppe stärker abgenommen. [2.1]

Kommentar
Ohne Randomisierung (die zufällige Zuteilung der Patienten zu den Therapiegruppen) sind Unterschiede zwischen den Gruppen nicht eindeutig auf die verwendeten Therapien zurückzuführen. Interpretiert man die Beschreibung des Vorgehens in der Arbeit von JUNNILA wohlwollend, so kann man hier evtl. von einer Vorgehensweise sprechen, die der Randomisierung ähnlich ist, so daß sich dann Hinweise auf eine mögliche Wirksamkeit ableiten ließen.

Randomisierte Studien

Vergleich gegen aktive Therapie
In den folgenden Studien wurde die Akupunkturbehandlung gegen eine andere Therapiemaßnahme geprüft:

LOH et al. (1984) untersuchten 55 Kopfschmerzpatienten in einer randomisierten Studie. Ausgewertet wurden 25 Patienten unter medikamentöser und 23 unter Akupunkturtherapie. Die Therapiedauer betrug drei Monate, die Akupunkturtherapie erfolgte offenbar uneinheitlich (teilweise Elektrostimulation).

Den Patienten wurde danach die Möglichkeit des Wechsels von der begonnenen auf die jeweils andere Therapie zugestanden (18 Patienten wechselten zur Akupunktur, elf zur medikamentösen Therapie).

Bemühungen zur Sicherung der Beobachtungsgleichheit erfolgten nicht. Daten zum Strukturvergleich werden nicht vorgelegt.

Nach der ersten Dreimonatsperiode ergaben sich Therapieeffekte in der Akupunkturgruppe bei elf von 23, in der Medikamentengruppe bei sechs von 25 Patienten. Das Ergebnis ist weder statistisch auffällig (p = 0,13, Fishers exakter Test) noch wegen der fehlenden Doppelblindheit interpretierbar. Die Auswertung nach sechs Monaten, d.h. nach Wechsel einiger Patienten auf die jeweils komplementäre Therapie, ist nicht nachvollziehbar. [3]

HEYDENREICH und THIESSEN (1989) schlossen in eine randomisierte Studie (»Losentscheid«) 150 Migränepatienten ein. Sie wurden in drei Gruppen aufgeteilt:

– Gruppe 1: medikamentös,
– Gruppe 2: Akupunktur und
– Gruppe 3: TENS.

Die nichtmedikamentösen Anwendungen erfolgten einmal pro Woche über drei bis vier Monate. Bemühungen zur Sicherung der Beobachtungsgleichheit werden nicht beschrieben.

Es wird über deutlich ausgeprägtere Therapieeffekte (Verringerung der Kopfschmerztage, der Kopfschmerzintensität und -dauer) in der Akupunktur- und TENS-Gruppe gegenüber der medikamentösen Gruppe berichtet. Die Auswertung ist jedoch unbefriedigend und nicht nachvollziehbar, insbesondere, weil nur prozentuale Änderungen ohne Angabe des Bezugs und keine Originalwerte (z.B. Anzahl der Kopfschmerztage) mitgeteilt werden. [3]

DOERR-PROSKE und WITTCHEN (1985) verglichen in einem randomisierten Drei-Gruppen-Vergleich an 30 Patienten mit chronischer Migräne ein Entspannungsprogramm mit Akupunktur. Als »Null«-Kontrolle wurden Patienten auf eine Warteliste gesetzt. In der Akupunkturgruppe wurden zehn Behandlungen in zwei Monaten verabreicht.

Bemühungen zur Sicherung der Beobachtungsgleichheit erfolgten nicht. Die dargestellte statistische Auswertung ist unbefriedigend und nicht nachvollziehbar, es kann jedoch anhand einiger Graphiken festgestellt werden, daß die Akupunkturtherapie einen ähnlichen (geringer ausgeprägten) Effekt wie die psychologische Therapie aufwies. [3]

CARLSSON et al. (1990) teilten 62 weibliche Patienten mit chronischen Spannungskopfschmerzen randomisiert (bei Verwendung versiegelter Umschläge allerdings von fraglicher Zuverlässigkeit) einer Akupunktur- und einer Kontrollgruppe zu. Die Akupunktur bestand aus vier bis fünf Behandlungen über zwei bis vier Wochen mit eventueller Wiederholung. In einigen Fällen wurde eine Elektrostimulation appliziert. Die Kontrollgruppe erhielt eine Physiotherapie mit Entspannungs- und Schmerzbewältigungstraining sowie nicht medikamentösen Therapieformen (zum Teil auch TENS).

Bemühungen zur Sicherung der Beobachtungsgleichheit erfolgten nicht. Die Auswertung ist unbefriedigend, u.a. wurden acht Dropouts (sechs in der Akupunkturgruppe) nicht ausgewertet. Soweit die Zahlen aus einer (einzigen) Abbildung rekonstruiert werden können, ergibt sich zum Zeitpunkt vier bis neun Wochen nach Therapie unter Physiotherapie ein deutlich ausgeprägterer Effekt (VAS) als bei Akupunktur. Zur Kopfschmerzfrequenz sind keine Aussagen möglich. [2.1]

AHONEN et al. (1984) untersuchten in einer randomisierten Studie 22 Kopfschmerzpatienten, von denen zwölf mit Akupunktur behandelt wurden. Die Therapiedauer betrug vier Wochen. Die übrigen zehn Patienten erhielten eine Physiotherapie, die aus Massage, Ultraschall und Parafangopackungen bestand.

Bemühungen zur Sicherung der Beobachtungsgleichheit erfolgten nicht.

Die Auswertung ist unbefriedigend. Soweit erkennbar ließen sich auffällige Unterschiede nicht nachweisen. [2.1]

Kommentar
Studien gegen eine aktiv therapierte Kontrollgruppe sollen häufig im Sinne einer »Gleichwertigkeit« interpretiert werden. Neben den erwähnten Detailmängeln der Studien ergeben sich daher einige grundsätzliche Probleme:

■ Findet sich in einer solchen Studie kein Unterschied zwischen den Therapiegruppen, so kann hieraus nicht ohne weiteres auf die Gleichheit der Therapien geschlossen werden. Hierzu sind biometrische Vorüberlegungen notwendig (relevante Differenz, ß-Fehler, evtl. Planung einer Äquivalenzprüfung). Solche Überlegungen wurden in keiner dieser Arbeiten angestellt.

■ Um – unter den genannten Bedingungen – von einer gleichen Wirksamkeit reden zu können, muß selbstverständlich die Wirksamkeit der Vergleichstherapie nachgewiesen sein. Diese Voraussetzung wird in keiner Arbeit diskutiert und ist wahrscheinlich nicht erfüllt.

■ Zur Verblindung sind besondere Methoden notwendig, die in keiner der Arbeiten verwendet wurden. Damit sind auch keine Aussagen über die Effektivität des Nadelns spezieller Punkte möglich.

Vergleich gegen Plazebo

DOWSON et al. (1985) teilten 48 Patienten mit migräneartigen Kopfschmerzen randomisiert (bei Verwendung versiegelter Umschläge von fraglicher Zuverlässigkeit) einer Akupunktur- bzw. einer Plazebogruppe zu. Die Plazebobehandlung wurde mit Hilfe eines außer Funktion gesetzten TENS-Gerätes (Elektroden über dem Processus mastoideus) mit leuchtender Kontrollampe durchgeführt. Bei fehlendem Erfolg wurde in beiden Gruppen die Lokalisation der Elektroden verändert. Die Therapie erfolgte über sechs Wochen mit wöchentlich einmaligen Sitzungen.

Bemühungen zur Sicherung der Beobachtungsgleichheit erfolgten nicht. Wesentliches Zielkriterium war der Anteil der Patienten mit mindestens 33%-Abnahme der Schmerzsymptomatik (Schmerz-Tagebuch). Die Angaben zum Zeitpunkt der Erhebung sind allerdings nicht nachvollziehbar. Angaben zur Strukturgleichheit ist zu entnehmen, daß die Patientengruppen sich in Schwere und Häufigkeit der Kopfschmerzepisoden unterschieden (Patienten in der Akupunkturgruppe waren stärker betroffen).

Es wird über eine tendenziell deutlichere Verbesserung der Akupunkturgruppe gegenüber der Vergleichsgruppe in dem angegebenen Zielkriterium berichtet; in anderen Kriterien wurden ähnlich positive Trends nicht beobach-

tet. Statistisch auffällige Unterschiede zwischen den Therapiegruppen wurden nicht gefunden. [4]

Kommentar

Studie mit Problemen bei der Planung (fragliche Randomisierung, nur eingeschränkt taugliche Plazebobehandlung, keine Verblindung) und Auswertung, aber negativem Ergebnis. Immerhin ist dies die einzige der hier referierten Arbeiten, in der eine Fallzahlplanung vorgelegt wird.

VINCENT (1989) verglich in einem randomisierten, einfach blinden Design eine Akupunktur- mit einer Plazebobehandlung an jeweils 16 Migränepatienten. In der Plazebogruppe erfolgte die Insertion der Kontrollnadeln zwei bis drei cm neben die ermittelten Lokalisationen und nur zwei mm tief im Gegensatz zu ein bis zwei cm unter Verum. Die Therapie erfolgte über sechs Wochen mit wöchentlich einmaligen Sitzungen.

Ein Zielkriterium war nicht definiert. Zwei Patienten wurden in der Auswertung nicht berücksichtigt.

Die vorgelegte Auswertung ist nicht nachvollziehbar, da alle Angaben zu Standardabweichungen fehlen und damit die üblichen Vergleiche nicht angestellt werden können. Die angegebenen Ergebnisse der Varianzanalyse (signifikante Wechselwirkung) sind nicht eindeutig interpretierbar. Zieht man einige

5

Begleitinformationen zur Beurteilung der Therapieeffekte heran (t-Tests anderer Variablen), so ergeben sich unmittelbar nach sowie sechs Wochen nach Behandlung keine auffälligen Unterschiede in den dargestellten Variablen. Für den gemessenen Schmerz-Score kann immerhin eine gewisse positive Tendenz festgestellt werden.

Kommentar
Studie mit Planungsmängeln (fehlendes Zielkriterium, nicht ganz befriedigende Sicherung der Beobachtungsgleichheit), deren Auswertung nicht nachvollziehbar ist und keine eindeutig positiven Ergebnisse erkennen läßt. [2.1]

HANSEN und HANSEN (1985) schlossen in eine randomisierte Cross-Over-Studie 25 Patienten mit Spannungskopfschmerzen (Anamnesedauer 1,5 bis 60 Jahre) ein. Die Plazeboakupunktur erfolgte in benachbarte Hautareale ohne Akupunkturpunkte und mit wesentlich geringerer Einstichtiefe (zwei bis vier mm gegenüber zehn bis 30 mm). Eine Verblindung wurde dadurch angestrebt, daß die Kommunikation zwischen Akupunkteur und Patient über die Therapieeffekte bzw. zwischen behandelndem Arzt und Patient über die Akupunkturprozedur weitestgehend eingeschränkt wurde. Während der jeweils dreiwöchigen Therapiephasen (dazwischen dreiwöchige Pause) wurde Akupunktur oder Plazeboakupunktur zweimal wöchentlich appliziert. Als Zielkriterium wurde ein sogenannter Period Index (PI) verwendet, in den die Anzahl der Beobachtungstage mit der Schwere der Beschwerden gewichtet einging.

Sieben Patienten wurden aus der Auswertung ausgeschlossen.

Folgt man der (nachvollziehbaren) Auswertung der Autoren, daß keine Perioden- oder Carry-Over-Effekte bestehen, so ergibt sich unter Einbeziehung der Daten beider Perioden ein statistisch auffälliges Ergebnis (p = 0,06, t-Test). [2.1]

Kommentar
Gut geplante Studie mit nachvollziehbarer, völlig transparenter und damit beispielhafter Auswertung. Der Ausschluß der sieben Patienten von der Auswertung ist jedoch nicht akzeptabel, zumal, wie die Autoren selbst anführen, diese Patienten zu einer Verringerung des Therapieeffektes geführt haben dürften. Außerdem ist der Ausschluß von Störeffekten (siehe oben) anhand von nur jeweils neun Patienten sehr kritisch zu sehen (z.B. ist der Carry-Over-Effekt erheblich, wenn auch nicht statistisch auffällig). Eine Auswertung nur der ersten Behandlungsphase ergibt keinen auffälligen Unterschied zwischen Akupunktur- und Plazebogruppe (p = 0,3, t-Test).

BAUST und STÜRTZBECHER (1978) verglichen bei 44 Patienten mit therapieresistenter Migräne Akupunktur und eine Plazebobehandlung in einem randomisierten, doppelblinden Design. Die Plazebobehandlung erfolgte durch Nadelung von Punkten ein bis drei cm von Akupunkturpunkten entfernt; dabei wurde ein Punktsuchgerät verwendet, »um sicher zu gehen«, daß keine klassischen Akupunkturpunkte genadelt wurden. Den Patienten wurde nicht gesagt, daß bei einem Teil von ihnen Plazebopunkte gestochen wurden. Zur Unterstützung der Verblindung erfolgten unregelmäßige Wechsel der Therapeuten sowie eine blinde Beurteilung des Therapieerfolges. Die Behandlung bestand in sechs Sitzungen im Abstand von jeweils zwei Tagen. Die Beurteilung des Therapieerfolgs wurde individuell nach zehn Intervalldauern vorgenommen, wobei ein Intervall dem mittleren Abstand von zwei Migräneanfällen vor Therapie entsprach. Zur Auswertung wurde ein Index gebildet, der die Zahl der Anfälle, die mittlere Dauer und die Intensität der Anfälle vereinte.

Bei gut der Hälfte der Patienten wurde ein Therapieerfolg festgestellt. Der Anteil war in den beiden Therapiegruppen jedoch praktisch identisch. [2.1]

Kommentar

Gut geplante Studie mit hervorzuhebenden Bemühungen zur Sicherung der Beobachtungsgleichheit. Bei der Auswertung ist allerdings unklar, warum erst ein Index gebildet wurde, dessen Ergebnisse zur Auswertung aber in fünf Kategorien unterteilt statt quantitativ betrachtet wurden. Am eindeutig negativen Ergebnis hätte dies aber vermutlich nichts geändert.

JOHANSSON et al. (1976) beschreiben Studien an verschiedenen Patientengruppen, eine davon bestehend aus 33 Patienten mit Spannungskopfschmerzen. Die Patienten wurden randomisiert (Zahlenangaben zu Gruppengrößen fehlen) der Akupunkturgruppe und einer Kontrollgruppe zugeteilt, in der die Nadeln in ein cm Abstand von Akupunkturpunkten eingestochen wurden. Die Behandlung und Beurteilung der Patienten erfolgte offenbar doppelblind. Über die Dauer der Therapie wird nichts mitgeteilt (acht Wochen »Beobachtung«).

Es wird zwar festgestellt, die Akupunktur habe einen »significant better effect« gehabt, irgendwelche Details (Beschreibung – z.B. Alter der Patienten, Art des Effektes, Größe des Effektes) sind jedoch nicht angegeben. [4]

7

Kommentar

Offenbar, soweit der äußerst gerafften Darstellung zu entnehmen ist, ordentlich geplante Studie. Eine Beurteilung der Durchführung und des Ergebnisses ist jedoch wegen völlig fehlender Zahlenangaben nicht möglich.

WEINSCHÜTZ et al. (1994; es liegen mit WEINSCHÜTZ und NIEDERBERGER, 1995 und WEINSCHÜTZ, 1996 drei Publikationen ähnlichen Inhalts vor) berichtet über zwei Studien an 40 und 41 Patienten mit chronischer Migräne. Sie wurden randomisiert und parallelisiert (Bedeutung unklar, möglicherweise ist stratifiziert gemeint) einer Verumakupunktur und einer Kontrollbehandlung zugeteilt. Die Therapie wurde in acht wöchentlichen Sitzungen über jeweils 15 Minuten appliziert. Die Kontrollbehandlung erfolgte ein bis zwei cm neben den klassischen Akupunkturpunkten mit nur oberflächlicher Stichtechnik und ohne Auslösung eines Nadelgefühls (De Qui).

Es wurde ein einfach-blindes Design gewählt. Über ergänzende Maßnahmen zur Sicherung der Beobachtungsgleichheit (z.B. verbale Kommunikation) wird nicht berichtet. In der zweiten Studie wurden der in der Verumgruppe zusätzlich genadelte Fußpunkt in der Kontrollgruppe nicht genadelt. Man darf daher erhebliche Zweifel an der Verblindung haben.

Als Zielkriterium wird die Veränderung der Anfallshäufigkeit definiert. Trotz vermutlicher Stratifizierung kam es zu einem deutlichen (wenn auch nicht signifikanten) Altersunterschied in der zweiten Studie. Der Grund ist unklar, läßt aber Zweifel an der beschriebenen Vorgehensweise aufkommen.

Als Auswertung werden die Ergebnisse einer zweifaktoriellen Varianzanalyse vorgelegt (Behandlung, Zeitverlauf). Ob dies der Studienplanung entsprach, ist unklar (Ausführungen zur Fallzahlplanung liegen nicht vor). Die nicht nachvollziehbare Auswertung (alle Angaben zur Variabilität fehlen) bezieht sich vermutlich auf gemittelte prozentuale Veränderungen. In der ersten Studie wurde kein Unterschied zwischen Verum- und Kontrollakupunktur gefunden, in der zweiten Studie eine signifikante Wechselwirkung als Ausdruck einer deutlicheren Verbesserung in der Verumgruppe.

Kommentar

Studie mit Planungsmängeln (unklares Vorgehen bei der Randomisierung, erhebliche Zweifel an der Verblindung) und nicht nachvollziehbarer Auswertung. In der methodisch besseren Studie I fand sich ein negatives Ergebnis.

VINCENT (1990) untersuchte in einer weiteren Studie mit Single Case Design 14 Patienten mit Kopfschmerzen. Während der achtwöchigen Therapiephase erhielten die Patienten in randomisierter Reihenfolge und wohl einfach blindem Design jeweils viermal eine Akupunktur und viermal eine Plazebobehandlung. Für letztere wurden die Nadeln zwei bis drei cm von den Akupunkturpunkten entfernt etwa 2mm tief eingestochen. Die Schmerzsymptomatik wurde mit Hilfe eines Schmerztagebuchs erhoben.

Fast alle 14 Patienten zeigten während der gesamten Beobachtungszeit einen deutlichen Rückgang der Schmerzen. Wegen des gewählten Designs ist jeder Patient als eigene Studie zu betrachten. Dabei zeigte die von den Autoren durchgeführte Auswertung mittels Zeitreihen-Analyse in nur vier der 13 Patienten (= Studien, ein Patient war hier nicht auswertbar) statistisch auffällige Unterschiede zwischen den Therapien. [2.1]

Kommentar
Single-Case-Studien haben verschiedene Probleme und ihre Ergebnisse sind nur unter bestimmten Voraussetzungen interpretierbar (ähnlich wie Cross-over-Studien). Die Zusammenfassung mehrerer solcher Studien (also mehrerer Patienten) führt zu weiteren Problemen, z.B. dadurch, daß bei 14 Patienten die Reihenfolge der acht Behandlungsperioden nicht voll balanciert sein kann (über die Reihenfolge der Behandlungen bei den einzelnen Patienten erhält die

Studie keine Informationen). Ohne hier die Sinnhaftigkeit der Zeitreihen-Analyse – mit sicherlich sehr schwieriger Interpretierbarkeit – intensiver diskutieren zu wollen, können die Ergebnisse in bezug auf die Akupunktur kaum überzeugen.
....

Fazit (siehe dazu auch S. 12 ff)

Die hier diskutierten klinischen Untersuchungsergebnisse erscheinen hinsichtlich ihrer Qualität sowie hinsichtlich der Übereinstimmung der Befunde nicht ausreichend für eine fundierte Beurteilung von Risiken und Nutzen der Akupunktur bei Kopfschmerzen. Aus einigen Studien lassen sich Hinweise auf eine mögliche Wirksamkeit ableiten, andere – methodisch befriedigende – Studien zeigten keine Unterschiede zwischen Verum und Kontrolle. Ein deutlicher positiver Trend ist aus den Ergebnissen nicht abzuleiten, aber auch keine Widerlegung der Wirksamkeit der Akupunktur.

Wie aus den nach Kersken (siehe Kapitel 15.01, Teil 2) zitierten Einstufungen hinsichtlich der Qualität der angewandten Akupunktur in den einzelnen Studien ersichtlich, erreicht keine der biometrisch mindestens diskussionswürdigen Studien die Einstufung 1.1 oder 1.2. Auch aus diesem Punkt lassen die angeführten Studien keine Aussage über die Wirksamkeit der Akupunktur zu.

Die Ergebnisse negativer Studien können neben der Ineffektivität der Akupunktur auf andere Gründe zurückzuführen sein:

- Die Studien umfaßten zu kleine Patientenzahlen. Hier wäre zu definieren, was als relevanter Therapieeffekt angesehen werden kann, um eine Aussage über eine angemessene Patientenzahl machen zu können.
- Die Akupunktur wurde qualitativ unbefriedigend durchgeführt. Hier wären Standards zu entwickeln, wie die adäquate Akupunktur appliziert werden muß.
- Es wurden inadäquate Plazebokontrollen verwendet, d.h., auch bei der Plazeboakupunktur wurden Akupunkturpunkte »getroffen«. Dieses Argument ist schwerwiegend und rührt gleichzeitig an die Fundamente der Theorie: Nur insoweit klar definiert werden kann, wie Akupunkturpunkte lokalisiert werden können, wie sich die einmal lokalisierten Akupunkturpunkte von ihrer Umgebung abgrenzen (Ausdehnung) und mit welcher Einstichtiefe genadelt werden soll, erscheint die Durchführung weiterer Wirksamkeitsprüfungen sinnvoll.

Es sei noch einmal ausdrücklich festgestellt, daß sich diese Aussagen auf die »klassische« Akupunktur nach chinesischer Vorstellung beziehen. Die Beeinflussung/Irritation von ausschließlich sog. Triggerpunkten sollte nicht mit dieser Akupunktur gleichgesetzt werden. Ihre spezifische Effektivität wurde in den vorliegenden Studien nicht untersucht.

....

Forschungsperspektive

Eine weitere klinische Erforschung erscheint angesichts der Qualität und Widersprüchlichkeit bisheriger Studienergebnisse grundsätzlich sinnvoll. Bevor jedoch weitere Wirksamkeitsprüfungen zur Akupunktur durchgeführt werden, sind zunächst die folgenden Probleme zu klären:

- Es muß zuverlässig definiert werden, was als adäquate Akupunkturbehandlung angesehen werden soll (Dauer der einzelnen Behandlungen, Zeitabstand der Wiederholungen, Dauer der Gesamtbehandlung etc., siehe z. B. die Arbeit von Kersken). Diese Festlegung muß grundsätzlich erfolgen und kann nicht an den Ergebnissen der jeweiligen Studie ausgerichtet werden.
- Es muß definiert werden, was als Akupunkturpunkt angesehen wird und wie dieser lokalisiert wird, und damit, was kein Akupunkturpunkt ist. Nur so wird es möglich sein, die Notwendigkeit einer punktspezifischen Nadelung für einen Therapieeffekt nachzuweisen, die Grundthese der Akupunktur.

Grundsätzlich ließen sich jedoch auch andere Kontrollmöglichkeiten in einer Therapieprüfung entwickeln, z.B. nach Definition einer adäquaten Akupunktur die Durchführung einer inadäquaten Akupunktur in der Kontrollgruppe.

Als Studienform zur Prüfung der therapeutischen Wirksamkeit in dieser Indikation käme eine zweiarmige, randomisierte, möglichst doppelblinde Studie in Betracht. Eine Cross over-Studie erscheint grundsätzlich möglich (siehe die Arbeit von HANSEN und HANSEN, 1985), ist jedoch mit Unwägbarkeiten verbunden, die die Interpretation des Ergebnisses sehr erschweren können.

Sollte eine Doppelblindheit nicht gewährleistet werden können, so sollte mindestens ein einfachblindes Design angestrebt werden mit weiteren Maßnahmen der Maskierung (Kommunikationskontrolle, siehe die Arbeiten von HANSEN und HANSEN 1985 sowie BAUST und STÜRTZBECHER 1978) und eine strikt vom Akupunkteur entkoppelte Beurteilung des Zielkriteriums.

Wie einige der referierten Beispiele zeigen, sind Studien dieser Art ohne weitere praktische Probleme durchführbar.

··

Literatur

BERLIN, J., ERDMAN, W., DAVID, E.: *Psychosomatic correlations in chronic pain patients using electroacupuncture. Amer J Chin Med 17 (1989) 85-87*

JUNNILA, S.Y.T.: *Acupuncture therapy for chronic pain. Amer J Acupunct 10 (1982) 259-262*

KUBIENA, G.: *Akupunktur bei Migräne. Fortschr Med 103 (1985) 669-672*

WEINSCHÜTZ, T., NIEDERBERGER, U., JOHNSEN, S., SCHREIBER, J., KROPP, P.: *Zur neuroregulativen Wirkung der Akupunktur bei Kopfschmerzpatienten. Dtsch Zschr Akup 37 (1994) 106-117*

WEINSCHÜTZ, T.K., NIEDERBERGER, U.: *Zum Stellenwert der Akupunktur in der Migränetherapie. Methodische Grundlagen und Ergebnisse zweier kontrollierter, prospektiver klinischer Studien. Nervenheilkunde 14 (1995) 295-301*

WEINSCHÜTZ, T.K.: *Akupunktur bei Kopfschmerzen. Methodische Grundlagen und Ergebnisse klinischer Untersuchungen. Der Schmerz 10 (1996)*

Die Arbeiten von
AHONEN, E. (1984)
BAUST, W., STÜRTZBECHER, K.H. (1978)
BING, L. (1991)
BOIVIE, J., BRATTBERG, G. (1987)
CARLSSON, J. ET AL. (1990)
CHEN, G.S., HWANG, Y.C. (1977)
CHENG, A.C.K. (1975)
DOERR-PROSKE, H., WITTCHEN, H.U. (1985)
DOWSON, D.L et al. (1985)
HANSEN, P.E., HANSEN, J.H. (1985)
HEYDENREICH, A., THIESSEN, M. (1989)
JENSEN, L.B. et al. (1977) 456 - 470
JENSEN, L.B. et al. (1979)
JOHANSSON, V. et al. (1976)
KIM, K.C., YOUNT, R.A. (1974)
LAITINEN, J. (1975)
LAWRENCE, R.M. (1974)
LENHARD, L, WAITE, P.M.E. (1983)
LOH, L. et al. (1984)
MARCUS, P. (1979)
SPOEREL, W.E. ET AL. (1976)
VINCENT, C.A. (1989)
VINCENT, C.A. (1990)
sind bereits im klinischen Beitrag (Kapitel 15.08) zitiert.

Herausgeberkommentar zur Anwendung der Akupunktur bei Migräne

N. STILLER, G. STUX

Die Akupunktur ist eine Behandlungsmethode mit über zweitausendjähriger Tradition – in Asien ist sie auch heute noch in vielen Ländern stark verbreitet, darunter auch in modernen Gesellschaften wie Japan. Hinzukommt seit etwa 25 Jahren eine rapide anwachsende Verbreitung in den westlichen Industrieländern. Allein in Deutschland gibt es über 12.000 ärztliche Akupunkturtherapeuten.

Der wichtigste Anwendungsschwerpunkt liegt in der Therapie chronischer Schmerzen. In den meisten deutschen Schmerzambulanzen, u.a. auch an mehreren Universitäten, sowie in zahlreichen Schwerpunktpraxen zur Schmerztherapie gehört die Behandlung von chronischen Kopfschmerzen mit Akupunktur heute zum therapeutischen Standardrepertoir. Von den, vorsichtig geschätzt, einigen hunderttausend Patienten, die in Deutschland im Jahr 1996 Akupunkturbehandlung in Anspruch nahmen, dürften etwa ein Drittel auf die Indikation »chronische Kopfschmerzen« entfallen.

Diese starke Verbreitung der Methode kontrastiert mit der unbefriedigenden Situation des klinisch-wissenschaftlichen Wirksamkeitsnachweises. Bei der Beurteilung der klinischen Studien über Akupunkturtherapie zu den Indikationen »chronische Kopfschmerzen« und »Migräne« fällt auf, daß es in der großen Zahl von vorliegenden Arbeiten nicht eine einzige (!) Studie gibt, die sowohl eine gut durchgeführte und adäquat dokumentierte Akupunktur als auch eine ordentliche wissenschaftliche Planung, Durchführung und Dokumentation vorweisen könnte (siehe dazu auch Kapitel 15.01, Teil 2, über die handwerkliche Qualität der Akupunkturtherapie in den klinischen Studien. Auf die Skalierung auf den Seiten 3–5 dieses Kapitels beziehen sich die in Klammern stehenden Zahlen am Ende der Kurzrezensionen der einzelnen Studien im Gutachten).

Das Gutachten von J. Windeler zum Stand des Wirksamkeitsnachweises aufgrund klinischer Studien legt überzeugend dar, daß sich aus diesen Daten nicht einmal deutliche Hinweise für – oder auch gegen – eine spezifische (von Plazeboakupunktur etc. unterscheidbare) Wirksamkeit der Akupunktur bei dieser Indikation ablesen lassen.

Auffallend bleibt indessen, daß bei den plazebokontrollierten Studien entweder die Verumakupunktur oder die Verum- und die Plazeboakupunktur erhebliche Therapieerfolge zeitigten – und dies trotz der zum Teil zu kurzen oder zu wenig zahlreichen Sitzungen vor Annahme eines Mißerfolgs. Diese auffallende Übereinstimmung wird man wohl trotz der verschiedenen Mängel der Studien als einen Hinweis auf einen irgendwie gearteten (nämlich spezifischen oder unspezifischen) Therapieeffekt verstehen können.

Ein größeres Problem stellt hier auch die Differenzierung unterschiedlicher Anteile innerhalb der unspezifischen Effekte dar. Alle plazebokontrollierten Studien bis auf eine Ausnahme benutzten eine invasive »Plazeboakupunktur« (auch »Pseudoakupunktur« genannt) für die Kontrollgruppe. Nun hat die Grundlagenforschung in Tierversuchen erhebliche Endorphinausschüttungen bei Nadelbehandlung auch außerhalb von Akupunk-turpunkten gefunden. Diese Substanzen sollen aber – zahlreichen tierexperinemtellen Befunden zufolge – zumindest einen Teil der Akupunkturanalgesie vermitteln. Dies spricht dafür, daß die invasive Pseudoakupunktur ein wenig geeignetes Plazebomodell sein dürfte, weil hier neben den psychologisch vermittelten Plazeboeffekten auch noch ein primär physiologisches Wirkungselement (und damit zugleich ein möglicher Anteil der zu untersuchenden »Verumwirkung«) zum Zug käme. Besser geeignet ist wahrscheinlich eine nichtinvasive Pseudoakupunktur, siehe z.B. MOLSBERGER et al., 1994.

Ähnliche Verhältnisse wie bei den plazebokontrollierten Studien zeigen sich bei den Vergleichsstudien gegen »aktive Therapien«, wo in allen Studien Besserungen der Symptomatik unter Akupunktur gesehen wurden – ebenso wie unter den Vergleichstherapien. Der Kommentar auf S. 4 des Gutachtens stellt klar, warum auch aufgrund dieser Beobachtungen eine spezifische Wirksamkeit der Akupunktur weder als bewiesen noch als widerlegt angesehen werden kann.

Es stellt sich die Frage, ob man unter diesen Umständen die Behandlung chronischer Kopfschmerzen mit Akupunktur weiter rechtfertigen kann. Zur Beantwortung sind u. E. mehrere weitere Gesichtspunkte zu berücksichtigen:

- Es gibt eine umfangreiche neurophysiologische Forschung, die eine Analgesie durch Akupunktur als »plausibles Therapieprinzip« erscheinen lassen.

- Die Gutachten über Akupunkturtherapie gegen zwei andere chronische Schmerzzustände – nämlich Gesichtsschmerz (siehe Gutachten 15.08, voranstehendes Gutachten) und Gonarthrose (siehe Gutachten 15.07) – erbrachten immerhin deutliche Hinweise auf eine mögliche Wirksamkeit des Verfahrens. Ein befriedigender Nachweis spezifischer Wirksamkeit liegt allerdings auch hier nicht vor.

- Die Akupunktur ist bei richtiger Durchführung kaum mit Nebenwirkungen behaftet – mit Ausnahme gewisser Einstichschmerzen, die zwar nicht selten, aber im allgemeinen harmlos sind.

- Die medikamentösen Standardbehandlungen gegen chronische Kopfschmerzen sind dagegen mit häufigen und z.T. schwereren Nebenwirkungen behaftet – gastrointestinale Beschwerden bis zur Ulcusbildung und zur Magenblutung, hämatologische Veränderungen und Suchtprobleme stehen hier im Vordergrund.

- In mehreren der analysierten Studien wird ausdrücklich auf die Einsparung von Analgetika nach Akupunkturbehandlung hingewiesen, die z. T. über lange Zeit anhielt.

Aus diesen Gründen und aufgrund der großen Erfahrung aus traditionellem Wissen und aus der Anwendung in hiesigen schmerztherapeutischen Einrichtungen kommen wir zu dem Ergebnis, daß die Behandlung von chronischen Kopfschmerzen und Migräne mit Akupunktur derzeit zu rechtfertigen ist, vor allem auch mit dem Ziel der Medikamenteneinsparung. Die Methode ist dabei abzuwägen gegen andere nichtmedikamentöse Verfahren zur Schmerzminderung (z. B. Psychotherapie, TENS usf.).

Die Nebenwirkungsproblematik der medikamentösen Standardtherapien und die beobachtete große Verbreitung der Akupunktur im alltäglichen Einsatz gegen Kopfschmerzen unterstreichen unseres Erachtens zugleich die Notwendigkeit, die Methode Akupunktur für diese Indikation endlich in erstklassigen Studien auf ihre spezifische Wirksamkeit hin zu untersuchen. Die »Forschungsperspektive« des Gutachtens faßt zusammen, welche Voraussetzungen dabei zu beachten sind. Noch besser in mancher Hinsicht als die dort vorgeschlagene zweiarmige, randomisierte Doppelblindstudie würde eine vierarmige Studie erscheinen,

- mit einer zusätzlichen unbehandelten Kontrollgruppe (z. B. Warteliste) – um die im »Plazeboeffekt« verborgenen Spontanschwankungen aufzudecken,
- und mit einer zusätzlichen nichtblinden Verumgruppe – um den möglichen situativen Einfluß einer Vertrauensbeziehung zwischen »überzeugtem Arz« und »überzeugtem Patienten« – zu evaluieren.

Literatur

MOLSBERGER et al.: *Schmerztherapie mit Akupunktur b. Gonarthrose, 1994.*

Postkarte für Kritik und Vorschläge an die Redaktion des LoseblattSystems »Naturheilverfahren«

Sehr geehrte Damen und Herren, ...

Diese Postkarte ist an die Redaktion (in Düsseldorf) adressiert und daher nicht geeignet für geschäftliche Post an den Verlag (in Berlin) - siehe Impressum

Bestellkarte

Hiermit bestelle ich ein Exemplar
M. Bühring, F. H. Kemper (Hrsg.)
Naturheilverfahren
Springer LoseblattSystem, DIN A5, 2 Bde.,
ca. 1.950 Seiten, Preis: DM 248,–
zuzügl. Porto und Verpackung

Hiermit bestelle ich ein Exemplar
J. L'age-Stehr, E. B. Helm (Hrsg.)
AIDS und die Vorstadien
Springer LoseblattSystem, DIN A5, 2 Bde.,
ca. 1.800 Seiten, Preis: DM 248,–
zuzügl. Porto und Verpackung

Hiermit bestelle ich ein Exemplar
O. P. Schaefer (Hrsg.)
Praxis und Computer
Springer LoseblattSystem, DIN A5, 2 Bde.,
ca. 1.100 Seiten, Preis: DM 248,–
zuzügl. Porto und Verpackung

Datum   Ihre Unterschrift

Hiermit bestelle ich ein Exemplar
A. Beyer, D. Eis (Hrsg.)
Praktische Umweltmedizin
Springer LoseblattSystem, DIN A5, 2 Bde.,
ca. 1.200 Seiten, Preis: DM 248,–
zuzügl. Porto und Verpackung

Hiermit bestelle ich ein Exemplar
P. G. Allhoff, J. Leidel, G. Ollenschläger,
H. P. Voigt
Präventivmedizin
Springer LoseblattSystem, DIN A5, 2 Bde.,
ca. 970 Seiten, Preis: DM 248,–
zuzügl. Porto und Verpackung

Diese Bestellung kann ich innerhalb von 14 Tagen
widerrufen. Dazu genügt eine einfache Postkarte.
Von dieser Garantie habe ich Kenntnis genommen
und bestätige das mit meiner zweiten Unterschrift.

Datum   Ihre Unterschrift

The manufacturer's authorised representative in the EU is Springer
Nature Customer Service Centre GmbH, Europaplatz 3, 69115 Heidelberg,
Germany. If you have any concerns regarding our products, please
contact ProductSafety@springernature.com

Printed and bound by CPI Group (UK) Ltd, Croydon, CR0 4YY
28/04/2026
02098478-0007